I0429473

#EnForma

con tu vida

Adriana Martin

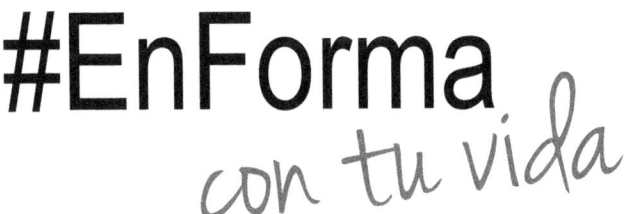

#EnForma
con tu vida

Adriana Martin

Un libro para aprender a vivir
En Forma
para Siempre...

Porque estar **En Forma** por fuera
es importante, pero sentirte
En Forma por detro es lo mejor

Le dedico este libro a Alejandro y Victoria, que al hacerme madre me enseñaron el verdadero significado de las palabras Amor, Fuerza y Fe.

Hijos ustedes son mi razón y el arcoiris después de cada tormenta

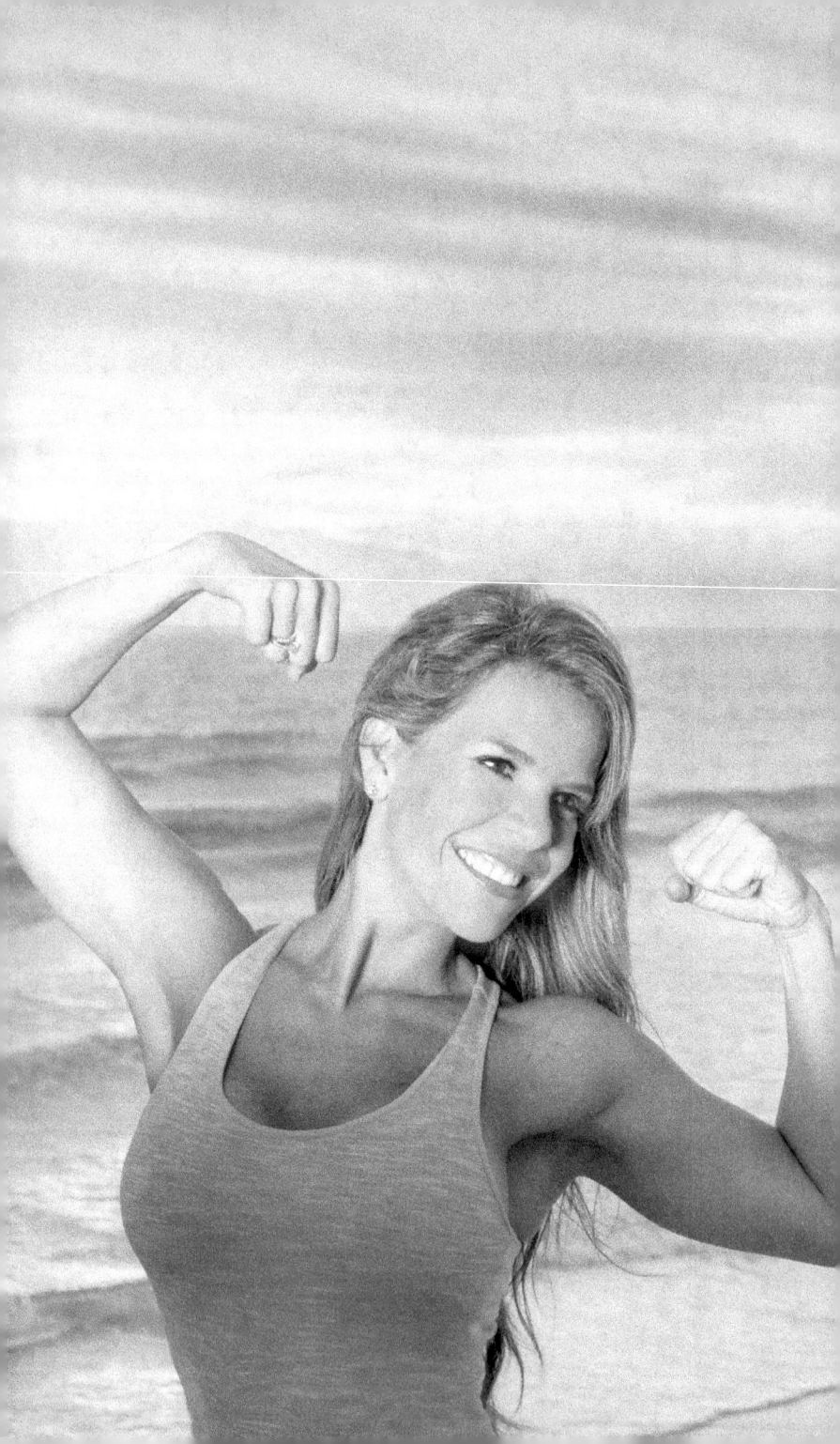

¡Bienvenida!
¡Me alegra tanto que estés aquí!

Antes de comenzar a hablar de cómo puedo ayudarte a que tengas un cuerpo y una vida **En Forma,** quiero contarte la razón por la cual escribí este libro, lo que estas palabras significan para mí y lo que de todo corazón, espero que signifiquen para ti.

A veces, como todo ser humano, cuando tienes una experiencia difícil, sientes la necesidad de guardarla como un secreto. Lo sé, porque me pasó a mí. Hace 9 años, cuando sufrí de depresión postparto, pensé que de esa no saldría nunca. Me lo callé por mucho tiempo, principalmente porque en aquel momento no entendía lo que me estaba pasando, y por otro lado, porque a nadie le gusta admitir que está en el fondo cuando todos alrededor están arriba (o por lo menos eso pensaba). Pero en los últimos años, a raíz de mi búsqueda espiritual, comencé a compartir este secreto y he tenido la dicha de experimentar el maravilloso impacto que ha tenido en miles de seguidoras que cada día se han ido uniendo a este movimiento. Y ahora es esta misma experiencia de la cual un día pensé que nunca saldría, la que sirve como pulmón para las miles de transformaciones que he logrado generar en tantas mujeres que hoy me siguen, con mi Programa de Transformación de 12 Semanas: www. EnFormaVip.com

Escribí este libro por tres simples razones:

Primero, porque después de pertenecer por mas de 14 años a la industria del fitness, me he dado cuenta que estar **En Forma** tiene muy poco que ver con tu estado físico y mucho que ver con tu nivel de amor propio.

Segundo, porque quiero celebrar la maravillosa metamorfosis que he tenido la dicha de acompañar a partir del momento en que decidí compartir mi historia. ¡El éxito de una, es el éxito de todas! Las palabras y conceptos que encontrarás aquí, han servido de impulso para lograr estos cambios en miles de clientas y seguidoras que en muchos casos han sido documentadas en televisión nacional.

Por último, porque tú que estás leyendo, puedes estar pasando por una situación similar en la que sientes que estás sola que nadie te entiende que no estás feliz contigo misma y quiero ofrecerte la oportunidad de unirte a este movimiento de amor propio.

Ahora miro hacia atrás y le doy gracias a Dios por cada uno de esos días que me enseñaron de qué madera estamos hechas nosotras las mujeres. Este es un libro honesto que escribí para ti, con la finalidad de crear una red de amor que llegue al corazón de miles de mujeres que como yo, han descubierto (o están por descubrir) que para vivir una vida a plenitud hay que estar **En Forma.**

. . .

La Situación Ideal no Existe

*C*uando llegué a este país como muchos de nosotros, tuve que hacer todo tipo de trabajos, uno de esos fue en un centro comercial. Estaba ajustada económicamente y tenía que comer algo barato que me llenara, entonces me compraba los *pretzels* que costaban $1,16 y con éso, y un poco de agua, me llenaba. ¡Ya tenía una comida resuelta! En esos días solo ingería carbohidratos simples que era lo que el cuerpo me pedía, lo que podía pagar y lo más cómodo.

Pero al cabo de unos meses, el nivel de energía lo tenía muy bajo, sufría mucho de cansancio y como era de esperarse, engordé. Además, comencé a sufrir de estreñimiento por la falta de fibras. Me sentía mal conmigo misma, era joven y no estaba en mi mejor momento. Yo venía de un hogar donde se comía sano porque mi mamá era vegetariana mucho antes de que estuviera de moda y aprendí a comer arroz integral antes de saber que había arroz blanco. Estaba consciente de que había engordado porque había cambiado mi situación, pero también sabía por experiencia que había algo mejor. No tenía claro cuál era el camino, pero sí, que ése no era. No importaba que mis amigos comieran chatarra, que viviera en

Estados Unidos donde la vida es más complicada y que en esa época el *fitness* no fuera para mí lo que es ahora; en el fondo yo sabía que podía tener una mejor calidad de vida.

Así que un día, mientras trabajaba en el *mall*, decidí que tenía que hacer cambios que no podía seguir cansada; sin dormir y engordando. Aparté un poco de tiempo y dinero para ir al gimnasio donde conocí a un instructor de *spinning* que trabajaba con tanta pasión, que me hizo preguntarme a mi misma, por qué yo no podía tener un trabajo tan apasionante. Y ahí se produjo ese pequeño cambio que vino de la desesperación, más que de la inspiración, pero que transformó mi vida. Mis circunstancias no habían cambiado, pero de alguna manera, con determinación, logré romper el círculo vicioso. En mi caso, a partir del ejercicio, logré entrar de nuevo en un estilo de vida más feliz

Lo más probable es que tú, como muchas otras personas, sientas que el problema es externo, que todo sería diferente si tuvieras más tiempo libre, más dinero para comprar comida sana, alguien que te cocinara o que te cuidara a los niños. Lo sé porque he estado en tus zapatos. Pero también sé por experiencia propia y por las que he acompañado durante mis años de entrenadora que lo que hace falta es decidirse, darse cuenta de que no es un tema de vanidad, sino de salud física y emocional, arrancar desde algún punto, porque la situación ideal para mantenerse **En Forma** y saludable, no existe, pero tampoco hace falta. La situación ideal la vas creando de a poco.

El estilo de vida moderna, nos enseña, que no tenemos tiempo para hacer ejercicios o para comer adecuadamente o para ocuparnos de lo que nos hace feliz. Nos llenan la cabeza con comidas rápidas y ofertas dietéticas engañosas. De paso, nos ponemos unos estándares muy altos y la sociedad nos pide una perfección que está tan lejos de nuestra realidad que para qué molestarse en tratar de alcanzarla.

Claro que los motivos para no hacer ejercicio son muchos. Pero seamos honestas, internamente sabes que la mayoría son excusas que utilizamos para no hacerlo. Al final, todo depende del cristal con que se mire. Puedes comenzar por moverte un poco desde tu punto de vista, para darte cuenta de que todo puede ser diferente; que el estilo de vida que llevas hoy puede ser el motivo más importante para cambiar.

Así que te invito a repasar las excusas más comunes con las que te tropiezas día a día y veámosla desde otro punto de vista. A lo mejor te identificas con una o más, y seguramente, vas a encontrar la manera de empezar a ponerte **En Forma con tu Vida**.

Adriana Martin

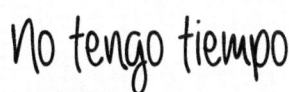

No tengo tiempo

Entre el trabajo, los niños y las tareas

de la casa no tengo tiempo de

hacer ejercicio

Realidad: ¡No se trata de entrenar para las olimpiadas ni para un certamen de belleza! Con dedicar 30 minutos al día, empezarás a notar y a disfrutar los resultados. Lo mejor de todo, es que no necesitas ir a un gimnasio… tú puedes crear tu propio gimansio en cualquier lugar en donde estés y hasta incluir a tus hijos para que el momento de los ejercicios se convierta en tiempo de compartir y el inicio de una mejor vida para ellos también.

#EnForma
con tu vida

15

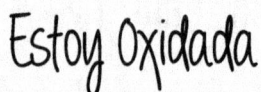

Estoy Oxidada

Llevo muchos años sin

hacer ejercicios, estoy fuera de forma y me

da miedo lesionarme

Realidad: Si llevas mucho tiempo sin hacer ejercicio, ¿por qué vas a seguir esperando? Recuerda que mientras más tiempo pase más difícil se te hará comenzar. Lo primero es consultar al médico y una vez que te den permiso, comienza poco a poco. Muchas cometen el error de querer hacer en dos semanas, todo lo que no han hecho en años… y el resultado, obviamente es terrible. "Recuerda que la distancia más larga, comienza con un paso"

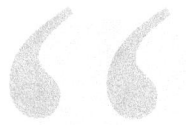

Me duele todo

no puedo hacer deporte porque

todo me duele

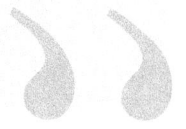

Realidad: ¡Por supuesto! Si no has ejercitado por mucho tiempo, tu cuerpo sufrirá un poco de dolor inicial. La buena noticia es que los seres humanos tenemos una capacidad de adaptación increíble y una vez que comiences, tu cuerpo logrará ajustarse y poco a poco sentirás menos dolor. Mejor aun, comenzarás a ver y a sentir los resultados positivos y el progreso en cada músculo.

No me gusta hacer ejercicios

Realidad: Si te soy sincera, a mi tampoco. Al contrario de lo que muchos creen, yo no estoy enamorada del entrenamiento físico. De lo que si estoy enamorada es de la sensación de felicidad que siento al terminar, de esa sensación de éxito que corre por mi cuerpo cada vez que culmino mi entrenamiento, porque sé que a pesar de todas las excusas que pasaron por mi mente, logré vencerlas con determinación… y no porque tengo que cambiar algo en mi cuerpo, sino porque estoy agradecida por el cuerpo que Dios me ha dado y por lo tanto tengo que cuidarlo. Recuerda que el cuerpo se hizo para moverse y a medida que te acostumbres a hacer ejercicio, tu cuerpo te lo va a pedir.

#EnForma
con tu vida

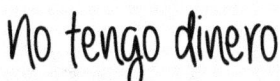

No tengo dinero

Ir al gimnasio o contratar un
entrenador es muy caro

Realidad: Hoy por hoy existen miles de opciones para conseguir entrenamientos e información sobre fitness. Aunque ya tú no tienes que preocuparte, porque en los últimos capítulos te daré el entrenamiento que necesitas para ponerte **En Forma** de una vez por todas.

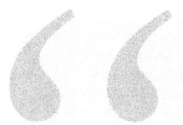

Me siento ridícula

haciendo ejercicios porque no estoy en forma

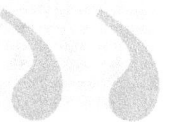

Realidad: Ahora te pregunto yo a ti ¿qué fue primero, el huevo o la gallina? Este es uno de esos casos que nunca se resolverán. La única manera de sentirte cómoda con el ejercicio, es haciéndolo. ¿Qué le dirías a tus hijos si te dicen que no quieren jugar pelota porque no saben cómo jugar? Sé que la respuesta sería sencilla: "¡Pues juega con ella y aprende!! Querida amiga… me toca decirte lo mismo: ¡No lo pienses más, comienza YA!

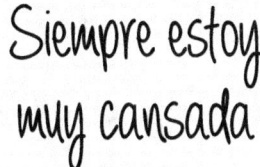

Siempre estoy muy cansada

Realidad: Comienza a ejercitar y verás como tu nivel de energía se duplica. Puede ser que la primera semana te sientas fatigada ya que tu cuerpo no está acostumbrado, pero te prometo que más rápido de lo que imaginas, tu cuerpo comenzara a segregar endorfinas y serotonina. Te sentirás mejor, más animada, con más energía y hasta dormirás mejor por la noche.

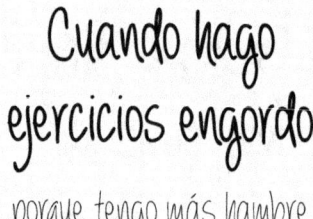

Cuando hago ejercicios engordo

porque tengo más hambre

Realidad: Si haces ejercicio y comes sanamente no engordarás, porque las calorías que quemarás serán mayores que las que estarás consumiendo. La manera más sana de rebajar es haciendo ejercicio, porque además de quemar grasa, generas músculo y los músculos son los mayores quemadores de grasa del cuerpo.

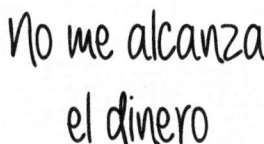

"
No me alcanza el dinero

para comer sano
"

Realidad: Es cierto que la comida chatarra es mucho más barata porque es más fácil de producir. Afortunadamente, a medida que hay más demanda de productos sanos, aumenta la oferta y bajan los precios. Pero además, con una buena planificación y algunos trucos sobre qué escoger, se puede rendir muchísimo el dinero y **lo más importante, cambiarás cantidad por calidad.**

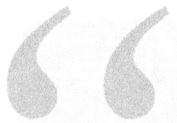

No sé cocinar

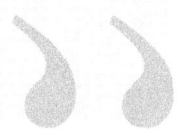

Realidad: ¡Estás de suerte! La cocina está retomando su lugar en el hogar. Hoy en día existen cantidades de recetas en los medios, en las redes, y por supuesto sugerencias de menú en este libro. Así que si te animas, no sólo ahorrarás dinero cocinando tú en vez de comer en la calle, sino que además podrás controlar los ingredientes, comerás más sano y hasta podrás convertirla en una actividad familiar o social para compartir. Entra a mi página:
www.recetasfitadrianamartin.com

 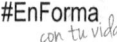

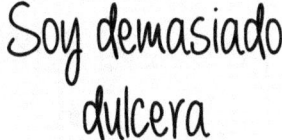

Soy demasiado dulcera

Realidad: ¡Bienvenida al club! Con tanta oferta de dulces ¿a quién no le provoca? Pero además hay otra razón cuando nuestro cuerpo necesita energía, lo primero que pide es azúcar y carbohidratos que es lo que te la da instantáneamente. Eso es normal. Lo malo es que no te nutren, te engordan y muy pronto pierden su efecto dejándote de nuevo cansada y con hambre. Pero si planificas tus comidas sanas, evitas que tu cuerpo caiga en esos bajones de azúcar y te den antojos.

> "Yo jamás voy a tener
> ese cuerpo
>
> ¿Para qué intentarlo?"

Realidad: ¡No es necesario tener ESE cuerpo! Necesitas el tuyo en las mejores condiciones posibles, porque en realidad la perfección no existe, o mejor dicho, sí existe pero tiene muchas formas. A medida que vayas trabajando, irás descubriendo una mejor versión de ti misma y eso no solo se traducirá en una mejor salud física, sino en salud emocional.

Amiga, la situación ideal no existe... ¡pero tampoco la necesitas!

Ya diste un primer paso al empezar a leer este libro, así que arranca hoy mismo con lo que tienes a mano y verás como al ir avanzando encontrarás la forma, el tiempo y las ganas.

Si necesitas ese empujoncito adicional, yo puedo ayudarte con mi Programa de Transformación de 12 semanas EnForma VIP

www.EnFormaVip.com

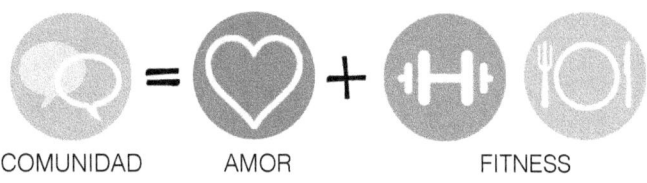

COMUNIDAD   AMOR   FITNESS

. . .

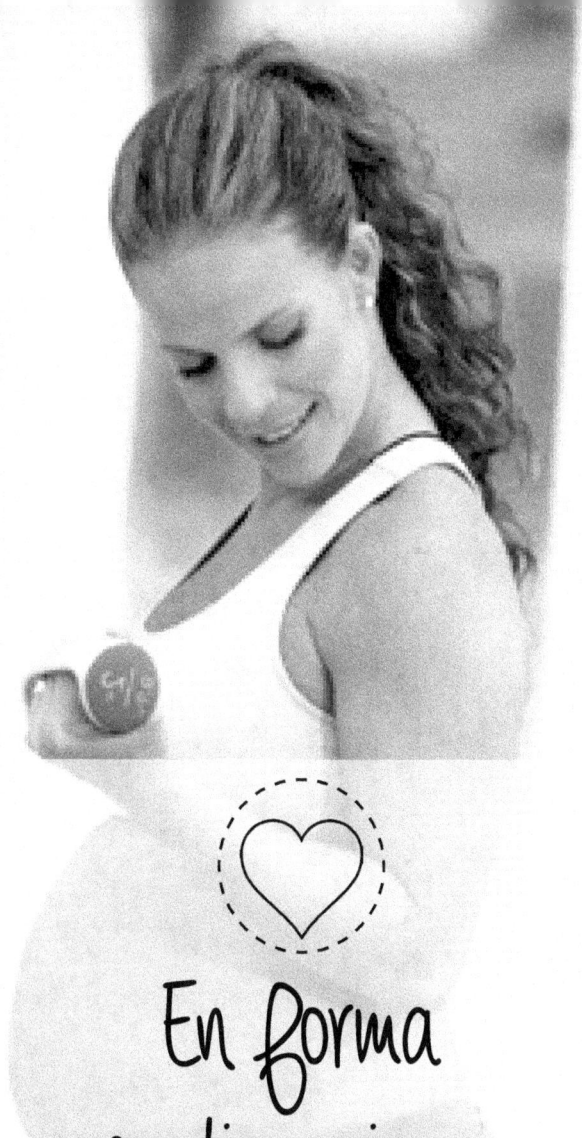

En forma
contigo misma

Náda me preparó para eso. Era mi primer hijo, la familia entera feliz, era hermoso, sano, querido, y yo… ¡triste! Me sentí perdida y hasta desagradecida porque no sentía esa alegría, a pesar de las bendiciones que estaba recibiendo. No podía dormir ni de día ni de noche. Veía a mi hijo tan lindo, que olía rico y yo me largaba a llorar como quien abre una regadera. Me daba tanta vergüenza y me sentía tan culpable de no sentir la dicha que se suponía debía sentir, que terminaba escondida en el closet, para llorar sin que me vieran. Sin saberlo, estaba sufriendo de depresión postparto.

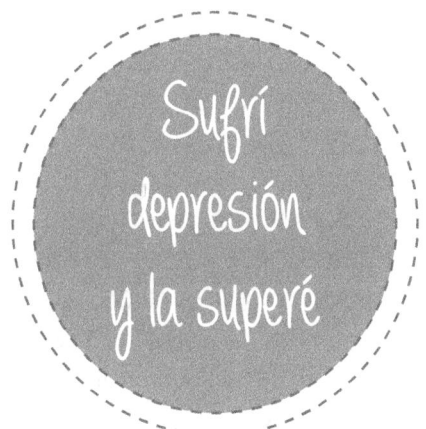

Yo sentía que tenía que darle todo a él y me estaba olvidando de mí, hasta que me di cuenta que al olvidarme de mí, no tenía cómo darle a él. De repente entendí por qué las instrucciones en los aviones dicen que en caso de despresurización, tienes que ponerte la máscara de oxígeno primero tú, antes de atender a los niños que viajen contigo. ¡Obvio! ¡Si te quedas sin oxígeno ¿cómo rescatas a tu hijo?! ¡Eso era lo que me estaba pasando! Necesitaba rescatarme para poder atenderlo y disfrutar de la maternidad con la que tanto había soñado.

Así que decidí aplicar lo que predicaba como entrenadora: comencé a dedicarme un rato en las mañanas. Me levantaba temprano a hacer un poco de ejercicios para no quitarle tanto tiempo a mi bebé, pues en ese momento quería ser mamá y hacerlo bien. Además, me impuse un reto: participar en una competencia de fisicoculturismo antes de que mi hijo cumpliera un año. Yo quería tener una razón por mí y por él. Pues, no solo logré participar ¡sino que gané! Recuerdo ver a mi hijo y a mi esposo sentados allí, viéndome, orgullosos. Yo sentía que lo estaba haciendo por él, no a pesar de él. Y es que generalmente ponemos a nuestros hijos como excusa: "no puedo hacer ejercicio porque tengo hijos, no puedo comer bien porque tengo hijos", cuando en realidad tus hijos son una razón para estar bien y cuidarte. Porque una mamá feliz es una mejor mamá. Querida amiga, **¡No uses tus hijos como excusa, conviértelos en tu razón!**

· · ·

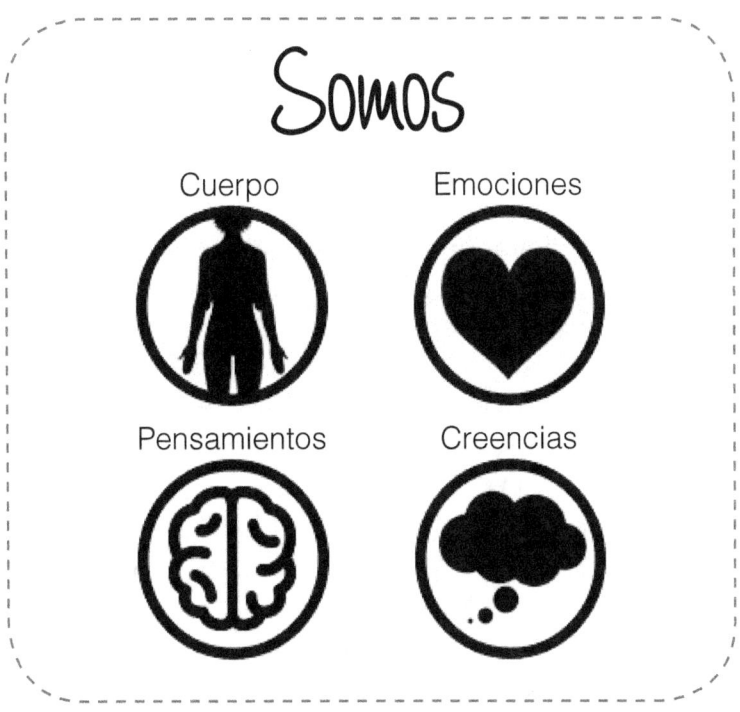

Te cuento esta historia porque ninguna dieta o plan de ejercicios puede dar resultados a largo plazo, si no entendemos que somos un todo: cuerpo, emociones, pensamientos, creencias. Entonces es importantísimo encontrar un balance. Si queremos bajar de peso, pero emocionalmente estamos atravesando por un bajón, lo más probable es que los antojos ganen la batalla o que entremos en un ciclo de sube y baja de peso. Igual sucedería si tenemos una relación de amor y odio con la comida. Nos encanta porque nos enseñaron que todo lo bueno estaba relacionado con la comida y nos acostumbramos a ciertos sabores, pero la odiamos porque nos hace engordar y porque después que pasa el efecto de satisfacción, queda un vacío horrible y no precisamente en el estómago. Pero lo importante es que todos somos capaces de realizar los cambios que necesitamos para lograr y mantener el peso ideal, llevar una vida sana y sentirnos bien con nuestras vidas. **¡Atrévete a romper barreras! ¡Date cuenta de que sí puedes!**

No te quedes sentada pasivamente sin hacer nada, esperando que tu vida cambie y tu cuerpo mejore como por arte de magia. Debes tomar la decisión y aceptar la responsabilidad de que el cambio esta únicamente en tus manos. Pero para poder tomar la decisión correcta, tienes que tener la información adecuada. Por eso quiero compartir contigo lo que he aprendido y comprobado durante mis años de experiencia. Son trucos que pueden cambiar la forma en que asumes este reto y que pueden hacer la diferencia.

. . .

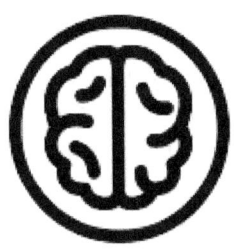

Escoger lo que Pensamos, una Decisión Inteligente

Tu cuerpo obedece a tu mente, por lo tanto, si quieres lograr una transformación física, primero debes modificar tu forma de pensar.

Tus percepciones acerca de la comida, tu cuerpo, tu familia y tú como mujer, deben estar alineadas para lograr esta renovación que tanto anhelas. El cambio siempre comienza con un pensamiento especifico. Por lo tanto, debemos estar conscientes de lo que pasa por nuestra mente.

La clave está en entender que una vez que modifiques tus pensamientos, se lograrán modificar las conductas que generan todas las acciones que te llevan a la desilusión emocional, descontento con tu cuerpo y al sobrepeso.

Así que decidir responsabilizarte por tus pensamientos es el primer paso para lograr estar **En Forma**. Tu manera de pensar, formula tu manera de sentir, y tu manera de sentir es la que dicta tu manera de actuar. Por eso, si quieres cambiar cualquier conducta debes comenzar por colocar tu foco en donde tiene que estar: En tus pensamientos.

Por ejemplo, si tu mamá te decía desde pequeña que debías comer toda tu comida hasta dejar el plato vacío y te lo celebraban con un "¡qué buena niña eres!", creciste pensando que comerte todo lo que está en el plato es positivo. Ni hablar de los cuentos de mesas de los abuelitos que vienen de pasar por guerras o hambrunas: "Come, tú no sabes cuando vas a volver a tener comida" o cuando no tenías ganas de comer y te decían: "Come, que comiendo el hambre viene". Ahora, adelanta 30 años en el futuro y te encuentras sentada en un restaurante en donde te sirven un plato grande repleto de comida (mucho más grande que la porción natural) e inconscientemente, te sientes obligada a comértelo todo. No sabes por qué te cuesta tanto dejar un poco de comida en el plato, aunque te sientas full. Pues la respuesta está en gran parte en la información temprana que obtuviste cuando niña.

Pero además, asociamos la comida con momentos gratos o desagradables: cuando se sentaba toda la familia alrededor de la mesa o cuando tu abuela te preparaba tu postre favorito o te llevaban a la heladería porque sacaste buenas notas o; al contrario; cuando te obligaban a comer esos vegetales que no te gustaban, pero que te hacían bien. Sin darte cuenta, comienzas a pensar que la comida abundante es felicidad o que la comida sana no es sabrosa. Dependiendo de la experiencia que hayas tenido, vas construyendo tus pensamientos alrededor de la comida.

Ahora, ¿te imaginas la información que le damos a nuestros niños? Si no los tienes aun ¡todavía estás a tiempo! Y si ya los tienes, aprovecha la oportunidad que está en tus manos, para hacer un cambio en equipo.

Si ves la comida como un mecanismo de premio o castigo, lo más probable es que no tengas éxito en tus intentos de bajar de peso. Y si logras llegar a tu meta, muy pronto vuelves a subir, porque al portarte bien te "recompensas" con todo aquello de lo que te privaste por un tiempo.

Los alimentos son necesarios para que tu cuerpo funcione de manera adecuada. Son nutrientes y como tal debes mirarlos. A una planta no le vamos a echar más agua de la que necesita porque se ahoga, ni la dejamos en la oscuridad sin sol porque se muere. Así pasa con los alimentos: piensa en la función que cumplen, en la cantidad que necesitas de acuerdo a tu estilo de vida y tus necesidades calóricas. Piensa en ellos con el mismo amor y el respeto que tú misma te mereces.

Antes de comer trata de responderte algunas preguntas de manera racional y decide qué y cuánto comer. Recuerda que no necesitas llenar el plato, ni comerte las sobras de tus hijos porque es pecado botar comida. No tienes que recompensarte con un helado triple ni castigarte con una dieta. Tienes que alimentarte adecuadamente porque tu cuerpo lo necesita y puedes hacerlo de una manera positiva, disfrutando del proceso y de los cambios de hábito que vas adquiriendo.

En palabras simples, si estás pensando: "Me tengo que comer ese pedacito de pechuga de pollo con brócoli horrible, porque estoy gorda como una vaca. Pero apenas me quepa el vestido de la fiesta, me voy a comer una pizza enorme"; intenta pensar: "Este cuerpo que hasta ahora me ha permitido vivir y valerme por mi misma, solo necesita esta cantidad de comida, no le hace falta más, así que lo voy a mantener en la mejor forma posible con estos alimentos sanos". ¿Se entiende? Al principio puede sonar a tarea escolar, pero llega un momento en que se convierte en hábito y sale de manera natural.

Por cierto, no olvides nunca que el hecho que la comida sea sana, no quiere decir que no sepa a nada o sepa mal. Sana y deliciosa, es la mejor combinación.

Es muy importante que dejes de ver tu alimentación como una herramienta de recompensa o un arma de castigo.

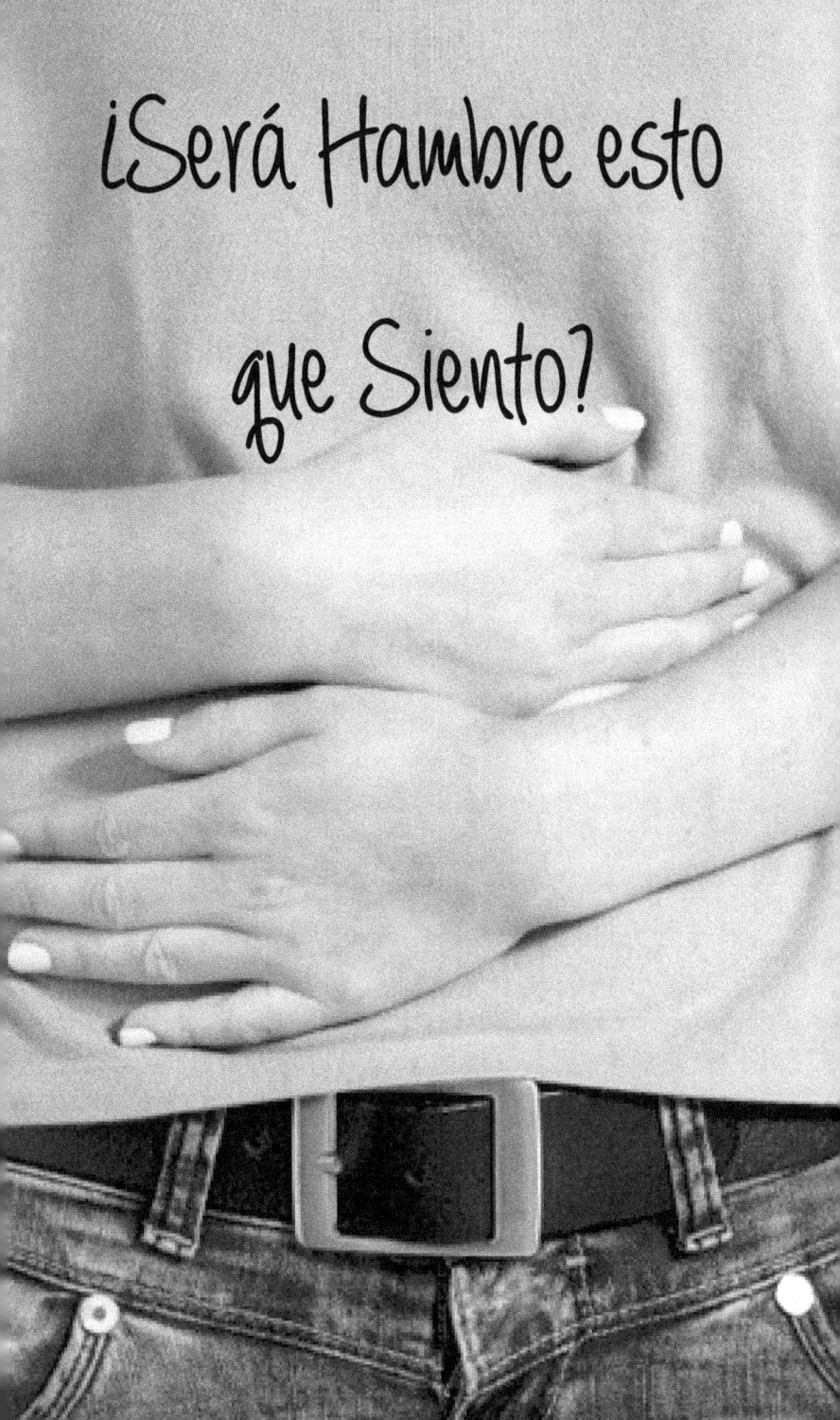

*D*urante el tiempo en que trabajé en una clínica de desordenes alimenticios, le daba clases a chicas que sufrían de bulimia y a otras que sufrían de anorexia. Las primeras son las que comen de manera desenfrenada, después se arrepienten y lo vomitan; mientras que las segundas son las que restringen su comida.

Las personas bulímicas sufren una sensación de abandono y vacío. No se sienten completas. Por eso suplen esa carencia con lo más predecible que hay: la comida. Eso es lo más seguro porque además tenemos registrado los sabores y las sensaciones que nos producen. Por lo general es comida con altos niveles de azúcar y grasas, porque disparan las endorfinas rápidamente a nivel cerebral y da una energía y una satisfacción momentánea. Pero luego se arrepienten, se sienten peor que antes y tratan de expulsar todo lo que ingirieron.

Las personas que sufren de anorexia tienen una necesidad de controlar su vida y lo que más pueden controlar es su alimentación. Pueden ser chicas que fueron abusadas o que tienen traumas por situaciones que estaban fuera de sus manos. Entonces usan la comida o la falta de ella, como una muestra de autocontrol. Además les sucede algo muy curioso, sentirse con hambre las mantiene enfocada en sus vidas.

En realidad, esos son los extremos y probablemente tú no estés en ninguno de ellos (si crees que lo estás, te recomiendo que busques ayuda especializada). Me imagino que estás en ese grupo promedio que tiene sobrepeso, pero no tiene traumas, solo esos vaivenes emocionales que todos sentimos a lo largo de la vida.

Generalmente, cuando la gente come demasiado es porque quiere llenar un vacío. Ya sea ansiedad, soledad, aburrimiento o algún problema temporal. Son muchas las sensaciones y emociones que confundimos con hambre y en vez de llegar a su raíz o pararnos a pensar qué es lo que verdaderamente estamos sintiendo, comemos. La comida se ha convertido en una muleta para nuestros problemas emocionales.

El ser humano siente dos emociones básicas: miedo o amor y aunque entre las dos haya una serie de matices y razones, el cuerpo, químicamente, no sabe la diferencia entre tengo "miedo porque me voy a quedar sin trabajo" y "tengo miedo porque me voy a morir de hambre". Así que lo más poderoso para calmar el miedo, sea cual sea la razón, son: la serotonina y las endorfinas, también conocidas como las hormonas de la felicidad y lo que las dispara fácilmente, es el azúcar. Ojo, no es lo único que las dispara, pero es lo más rápido. Ya te voy a contar de otras alternativas sanas que te pueden producir la misma felicidad.

Como personas entendemos y expresamos nuestras emociones de diferentes formas, pero química y fisiológicamente somos una serie de conexiones que reciben estímulos y dan respuestas. Todas las emociones comienzan en el cerebro, así que cuando estás triste, ansiosa o preocupada; el cuerpo busca inmediatamente sentirse mejor y ¿qué mejor forma de hacerlo que comiéndote un dulce? A lo mejor no sabes por qué, pero sientes como si se dispararan fuegos artificiales en año nuevo. Lo malo es que esa sensación es tan temporal como los fuegos artificiales y luego viene el bajón. Lo que no es tan efímero son las calorías que acompañan al dulcito.

· · ·

 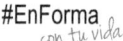

El aburrimiento

Otras de las sensaciones que solemos confundir con hambre, es el aburrimiento. Esto es un aprendizaje que viene prácticamente desde que nacemos. Desde que el niño nace y "le metemos la teta" para que deje de llorar. El asunto es que después el bebé empieza a llorar por otras razones y seguimos dándole comida para tranquilizarlo. A lo mejor está aburrido de acompañarnos a hacer diligencias y le damos una galleta para que se distraiga y se calle. Lo premiamos con comida y esto es un premio maravilloso, porque no solo lo puede ver, palpar, oler y sentir, sino que además, internamente, a nivel químico, le cambia todo.

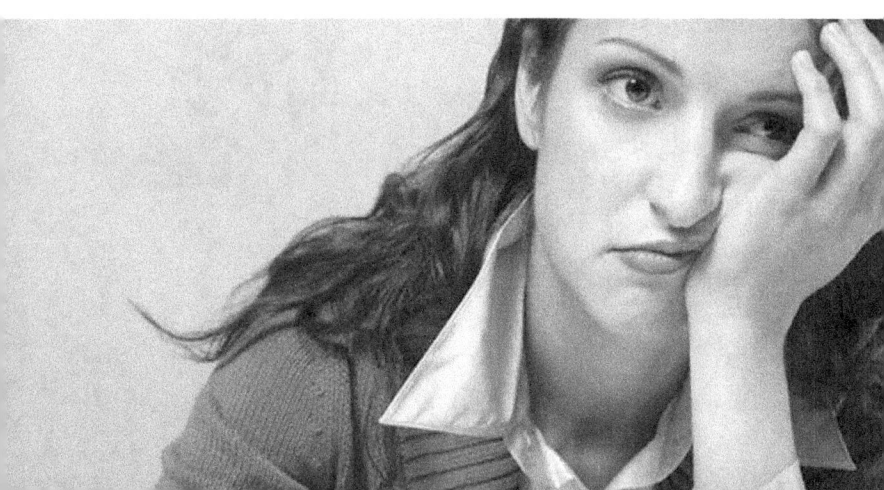

La soledad

La soledad es uno de los sentimientos que nos lleva a comer. Socialmente estamos cada vez más separados, nos estamos desconectando más de los demás y de nosotros mismos, ya no nos encontramos con los amigos para charlar o hacer cualquier actividad juntos; ahora "chateamos" a través de teléfonos inteligentes o por computadoras. Ahora nos mandamos videos o fotos, muchas veces de gente o situaciones que no vivimos, sino que nos llegaron de forma anónima. Créanme que la diferencia se siente. Estamos perdiendo el espacio vital de socializar con otros y cuando nos sentimos solos, tristes y apagados; entonces hacemos lo que culturalmente ya sabemos hacer: medicarnos con la comida.

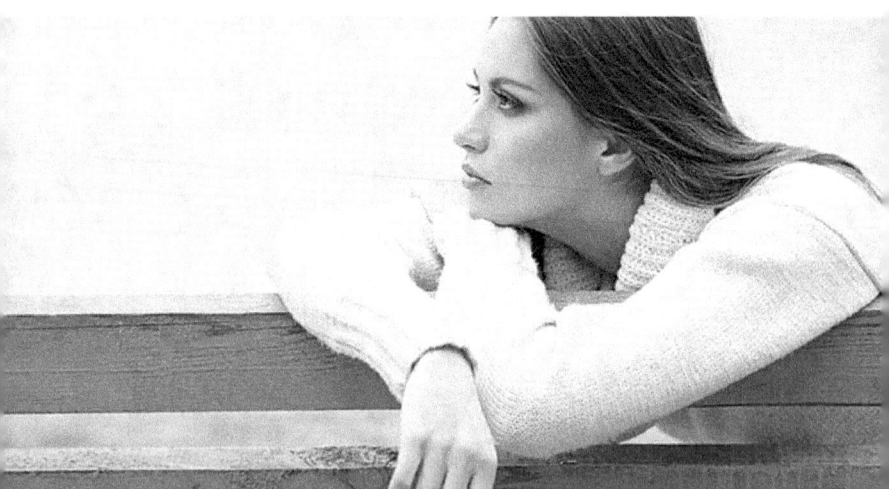

La felicidad

Pero además, no son solo las emociones negativas las que nos llevan a la comida, a veces es la felicidad las que nos invita a comer: "He ido al gimnasio toda la semana como lo prometí, me tengo que premiar", "Me he portado súper bien esta semana con la dieta, me lo merezco", "Me merezco mi helado y meterme el desastre que me estoy metiendo". Sin contar con que casi todas las celebraciones, las hacemos alrededor de la mesa, lo cual no sería malo, si no fuera por los excesos.

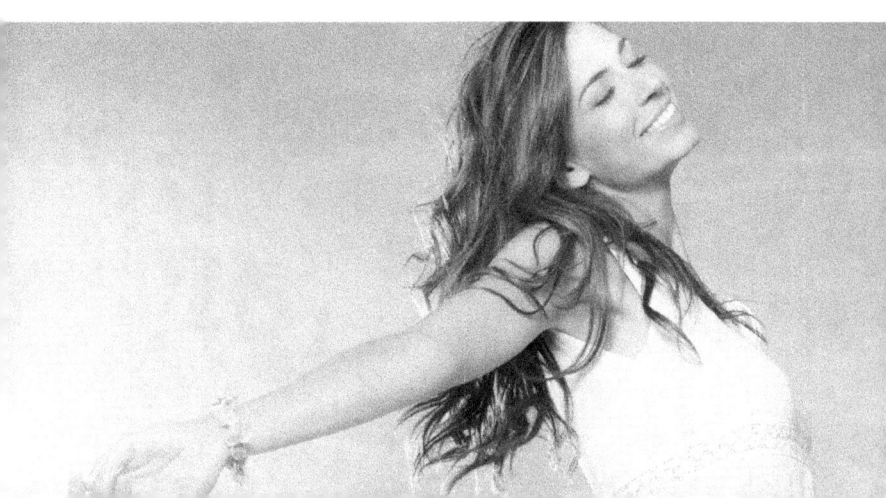

La ansiedad

La comida nos calma la ansiedad porque una de las pocas veces que respiramos profundo es cuando estamos llenos. Cuando te atiborras y sientes que no tienes más fuerza, te echas para atrás, respiras profundo y te relajas. A lo mejor es la única vez al día en que tienes una respiración profunda desde el diafragma. Así que asociamos el estar llenos con la calma, cuando en realidad nosotros tenemos que aprender a respirar. Normalmente tendemos a respirar muy corto y eso es signo de miedo o alteración.

Imagínate si pudieras respirar profundo en un momento de caos, en un momento de alegría y celebración. Tomar aire, respirar profundo y disfrutar... es un cambio interno que te da tranquilidad, sin recurrir a la comida cada vez que estás ansiosa. A veces lo que necesitas es respirar profundo y te calmas.

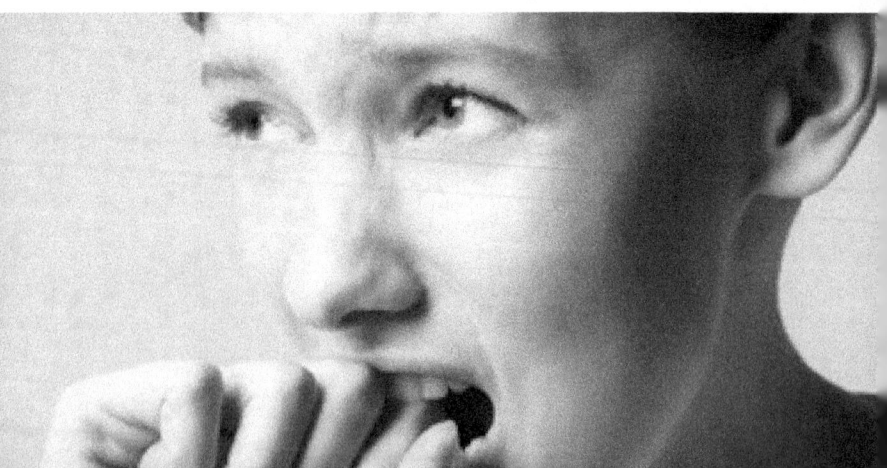

La sed

Lo mismo pasa con la sed. Seguro ya has escuchado que hay que tomarse tres litros de agua diarios aproximadamente. Pues, aunque te parezca una exageración, así es: ¡tu cuerpo tiene que mantenerse hidratado! Necesitas que el corazón bombee, que todos los órganos cumplan su función, que la sangre transporte los nutrientes y el aparato digestivo se deshaga de lo que el cuerpo no necesita, para ello, tiene que mantenerse a 98.6 grados farenheit (37.5 grados centígrados). El termostato del cuerpo no tiene mucha flexibilidad: si estás un poco por encima, tienes fiebre, si estás un poco por debajo tienes hipotermia. Si no tomas agua, el cuerpo va a retener todo lo que pueda para mantenerse a esa temperatura. Entonces te vas a hinchar, no te van a entrar los anillos ni los zapatos, te va a molestar todo, te va a doler la espalda y la cabeza. Es como una máquina que si no se mantiene hidratada, se recalienta. Si dejamos una computadora al sol se recalienta y se destruye. Pero a diferencia de una computadora, el cuerpo humano emite señales de alerta: ¡Me estoy recalentando!!! Y al pasar a ese estado de miedo total, nosotros, que nos acostumbramos a aplacar el miedo con comida… comemos.

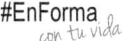

A veces lo que necesitamos es agua, no comida. El cuerpo lo que te está tratando de explicar cuando se prende la alarma es que le falta agua, que está usando la poca que tiene para mantener la temperatura. A lo mejor estás pensando que esto no suena lógico, porque si necesitas agua, te da sed. Amiga, cuando te da sed, ya estás deshidratada. Así que hay que tomar agua aunque no tengas sed y si crees que es hambre, primero intenta tomar agua y respirar profundo, para descartar.

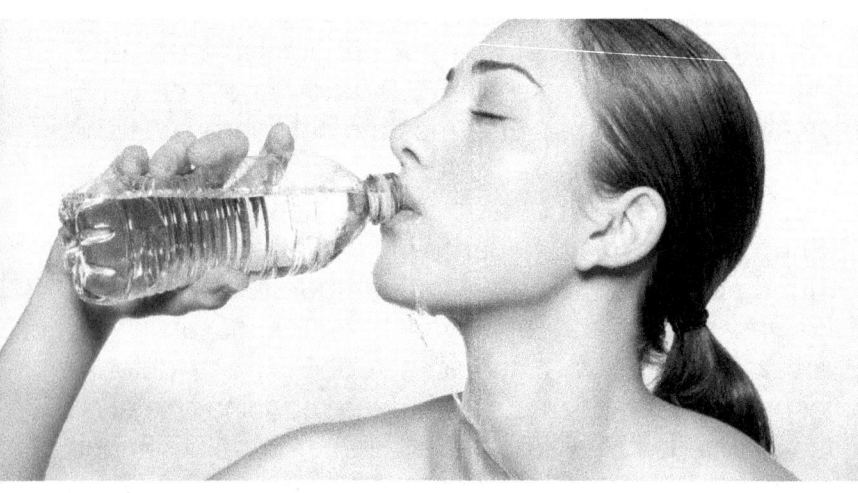

Como ves, esto es un ciclo, físico, químico y mental. Pero para controlar lo que te pasa a nivel químico, tienes que aprender a controlar lo que te pasa a nivel mental y emocional. Tienes que aprender a diferenciar cuando realmente tienes hambre y cuando es otra sensación.

Nuestra vida gira alrededor de la comida porque no hemos aprendido a ser balanceados. Por ejemplo, la gente que hace yoga que medita o que se dedica en la mañana a un momento de organización interna; lleva una mejor relación con la comida. Es que puede que estés feliz hoy, pero hay cosas que van pasando durante el día que te van complicando y te sacan de tu eje. Entonces tienes que tomarte ese momento para organizarte por dentro: Piensa que estás tranquila, que perteneces a este mundo, que tienes tu espacio en la tierra, que estás a salvo, que puedes respirar este oxígeno que es tuyo, que te vas a alimentar porque necesitas nutrirte. Céntrate y hazte consciente de los momentos de caos en el día y date cuenta, identifica cuáles son ésos momentos en los que sustituyes la falta de equilibrio con un pancito o una galletica. Ese será para ti, un gran paso.

• • •

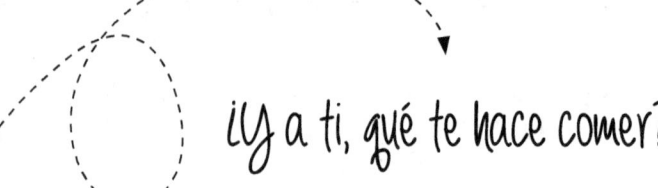

¿Y a ti, qué te hace comer?

A mi no me gusta desagradar a los demás. El sentir que no soy simpática o que hice daño a alguien sin querer ¡me da hambre! Y no es que me provoca comerme una zanahoria ¡no! ¡Me provoca llenarme la cara de pastel de boda! Sí, a mi me encanta el pastel y cuando empiezo a sentirme mal porque hice algo o me hicieron algo que me dolió o estoy estresada; me provoca comer pastel. No un pedacito ¡un pastel completo! Ya yo me conozco, si empiezo, no paro.

A todos nos sucede, hay situaciones que nos sacan de órbita y especialmente, hay comidas que no podemos controlar. A lo mejor hay quien no puede comerse un cuadrito de chocolate cuando está triste, se come tres barras completas. Hay quien no es capaz de comerse una hamburguesa regular cuando tiene un problema, se come una triple con tocinetas, papas fritas y una gaseosa gigante.

Esta es otra de las situaciones que tenemos que aprender a identificar y manejar. Entender cuáles son los momentos en tu vida en que te dan ganas de comer por comer y cuáles son las comidas que te hacen comer desenfrenadamente. A lo mejor no vas a poder evitar todas la situaciones que te disparan las ganas de comer, pero si puedes explorar y ver cuales pueden ser alternativas para satisfacer esas ganas extremas, sin llegar a la gula. Por ejemplo, yo ya sé que me cuesta dominar las cantidades de pastel, pero puedo comerme un par de galletas y parar tranquilamente. Entonces, por más que me provoque, cuando estoy emocionalmente golpeada, no me acerco a uno. Lo más que puede pasar es que me coma un par de galletas.

Obsérvate y trata de identificar tus disparadores que te mandan directo a la nevera o al quiosco más cercano. Lo ideal es que logres manejar la situación que lo provoca. Si es un jefe que te hace sentir muy mal, un trabajo que te estresa demasiado, trata de cambiar ese entorno que te hace daño. Pero si no está en tus manos o al menos no en este momento, trata de buscar otro escape, por ejemplo, hacer ejercicios.

No es fácil porque vivimos en una sociedad complicada donde trabajamos demás y dedicamos muy poco tiempo a actividades que nos producen bienestar. Pero justamente por eso es mejor que te conozcas a ti misma y que conozcas tus debilidades. Aprende a despertar de ese trance antes de que te encuentres frente al plato vacío y tú, llena de remordimientos.

De otra manera la comida que podría ser nuestro mejor aliado para mantenernos vivos y sanos, se puede convertir en lo que te alimenta los vicios.

> **Hay que conocer cuáles son los disparadores para resolver no solo un problema de peso, sino también un problema emocional**

Los Excesos y la Vida Moderna

La comida se ha convertido en algo demasiado accesible para curar nuestros problemas o para celebrar. No estamos comiendo para vivir sino viviendo para comer. Imagínate lo que hace siglos los hombres y las mujeres tenían que hacer para poder comer: desde ir de caza o criar animales, desplumar o despellejar el animal, trocearlo, preparar fuego, buscar agua, sembrar, cosechar, preparar y compartir con el resto de la comunidad. Solo piensa por un rato en todo lo que había que hacer por un pedazo de pan, por ejemplo. Piensa en todas las calorías que quemaban nuestros ancestro solo con el ejercicio necesario para poner un plato de comida en la mesa o lo que costaba comprar cualquier alimento en los mercados antiguos por el arduo proceso de obtenerlo. ¡Yo solo de pensarlo, me canso! El cuerpo humano se hizo para estar en movimiento y gran parte de ese movimiento se dedicaba a procurar el alimento.

Ahora imagínate la misma situación en estos tiempos... ¡La gente ni sabe de donde viene su comida! Simplemente vamos al supermercado (lo más probable es que sea en auto) tomamos lo que queremos y en el mejor de los casos, llegamos a casa a cocinar con agua corriente y cocina de gas o eléctrica. Digo en el mejor de los casos, porque también hay muchos que ni se molestan en cocinar: solo compran algo hecho y lo meten en el microondas. ¿Ves la diferencia entre el esfuerzo de antes y lo que al final se comía, con el esfuerzo de ahora y lo que terminamos tragando? Antes consumíamos muchas calorías para los alimentos necesarios, ahora quemamos muy pocas calorías para consumir mucho más de lo que el cuerpo necesita.

¿Qué pasa con esa diferencia entre lo que necesitamos y lo que consumimos? Solo hay que ver alrededor, la cantidad de gente con sobrepeso y con enfermedades relacionadas al sedentarismo y la obesidad. Porque el estilo de vida ha cambiado, pero el cuerpo humano, no tanto.

Y en esta sociedad consumista, al comercio le conviene que sea así, porque no solo venden más comida empaquetada, sino que ahora que nos hacemos conscientes de que debemos llevar una vida más saludable, se dedican a vender fórmulas mágicas: *fat-free*, *gluten-free*, *Cholesterol-free*, *low-sodium*, *sugar-free*, pastillas para acelerar el metabolismo, para botar la grasa, cremas anticelulítica, supresores del apetito y pare usted de contar. ¡Todo listo! Pero seamos sinceras ¿cuántos de esos productos has probado? ¿cuántos han resultado?

La clave está en volver a lo básico, a comer "comida de verdad". A nutrirte para que tu cuerpo trabaje. Alimentarte en función del estilo de vida que llevas. Si tu vida es muy sedentaria, no hace falta comer tanto. Si por el contrario, eres una persona activa, necesitas un poco más. ¡Olvídate de los grandes empaques y galones aunque sean "todo-free"! Lo que necesitas es una ración adecuada de los nutrientes necesarios y moverte para que gastes las calorías que tu cuerpo no va a quemar solo.

Otro de los problemas de la vida moderna es que llevamos una alimentación desordenada. Un día comemos bien, otro regular, otro mal y otro… no comemos nada. Nos privamos de comer cuando queremos vernos bien, nos ponemos a dieta por cuatro días pasando hambre, vamos a la fiesta que teníamos, nos tomamos la foto y entonces vamos otra vez a comer todo lo que no nos ingerimos en la semana, como si la comida se fuera a acabar y tuviéramos que acumularla dentro del cuerpo.

Ese estilo de alimentación trae como consecuencia desequilibrios muy grandes en nuestro organismo. Cuando el cuerpo se acostumbra a tanta azúcar y la dejamos de pronto, nos descompensamos y el cuerpo necesita un tiempito para volver a organizarse. Cada vez que hacemos eso, los picos son más altos y las caídas más bajas. Eso significa que comenzamos a sentir más hambre, más rápido. El otro detalle es que cuando caen los niveles de azúcar, lo que nos provoca no es un brócoli sancochado, ¡es el dulce, el carbohidrato, la grasa! La respuesta está en evitar los picos y comer regularmente lo adecuado, en cantidades adecuadas. ¡No te mates de hambre!

También hay alimentos que te dan energía y te hacen pasar el día bien, y otros que desaparecen enseguida y te hacen sentir hambre de nuevo. Por lo general, los alimentos ricos en azúcares y carbohidratos, entran en la segunda categoría.

· · ·

Pon en forma tus Pensamientos y tus Emociones

Cómo ya te has dado cuenta a lo largo de este capítulo, la comida ha dejado de cumplir su función principal de nutrir nuestros cuerpos y mantenernos sanos, para convertirse en una especie de muleta para nuestras emociones. Y si lo que quieres es realmente mantenerte **En Forma**, no basta con una dieta o con píldoras mágicas, tienes que aprender a conocerte y entender que eres un todo que incluye tu cuerpo, tus emociones y tus pensamientos.

Tienes que observarte y cada vez que te de hambre, preguntarte ¿Es hambre? Fíjate si lo que tienes es sed, aburrimiento, miedo, soledad, alegría. Pero además, es importante que trates de identificar si tienes un problema emocional más profundo. Si logras identificar y trabajar en ese problema, no solo lograrás cambiar tus hábitos y bajar de peso, sino mantenerte bien y ser feliz. Lograrás alcanzar un estado de bienestar integral, donde estén alineadas tus emociones, tu mente y tu cuerpo. ¿Te imaginas?: ¡bella, **En Forma** y feliz!

Al principio todo esto parece complicado porque hay muchos elementos involucrados. No es cuestión de matarse con una dieta por un par de meses. Sin embargo, vale la pena. Poco a poco te vas habituando y los cambios que logres serán permanentes. Mientras tanto, te dejo unos consejos para que se te haga más fácil poner en marcha tu plan.

Respira profundo

Comienza por tomar grandes inhalaciones (con el diafragma) que te oxigenen bien el cuerpo. No solo te traerán un beneficio físico sino que te darán ese pequeño tiempo para conectarte contigo misma y organizarte.

Toma agua

Antes de meterte más comida, averigua si lo que tu cuerpo te quiere decir con la alarma encendida, es que se está deshidratando.

Come lento

La sensación de plenitud se tarda un poco en llegar al cerebro. En otras palabras, a veces crees que todavía te queda un huequito por llenar y en realidad es que el cerebro todavía no sabe que ya está bien.

Tómate tu tiempo

No solo para comer, sino para conectarte contigo misma. Usa unos minutos al día para preguntarte cómo te sientes, qué tan satisfecha estás con tu vida. Un ratico para agradecer lo que tienes y lo que vendrá. También reserva un tiempo para cosas que te hagan feliz, para hacerte cariño.

Toma nota de tus reacciones

A veces no conocemos nuestros propios patrones de conducta y eso hace más difícil modificarlos. Fíjate qué cosas hacen que comas desenfrenadamente, qué te motiva a hacer dietas, qué comes cuando estás triste y en que momentos se te hace más fácil seguir un plan. Anota todo para que te traces una estrategia.

Revisa tu rutina

Antes de comenzar el plan, fíjate cuales son las cosas que pueden hacer que lo dejes en poco tiempo y busca de una vez alternativas. Si sabes que se te hace muy difícil cocinar todos los días, busca un restaurant cerca del trabajo o de la casa que tenga un menú sano y ligero o busca a alguien que prepare comidas. Si no puedes evitar cruzarte con el jefe que te amarga y te hace comer demás, cambia los chocolates de la gaveta por frutas y acuérdate de respirar profundo.

Busca apoyo

Siempre es bueno tener a mano algo o alguien que nos dé soporte, como la familia, tu iglesia, amigos o un terapeuta. También puedes leer libros inspiradores o meditar.

Cultiva amistades

Los amigos son grandes aliados para combatir esos vacíos emocionales. Si sientes que no tienes tiempo para hacer visitas, ponte de acuerdo para que hagan parte de su rutina juntas, como hacer mercado, sacar a los niños al parque, hacer ejercicios o ir al trabajo juntas. Esta es una de las terapias más divertidas y efectivas a largo plazo.

Dedícale tiempo a tu familia

Compartir con tu pareja, tus hijos, tus padres o tus hermanos es un excelente punto de apoyo. Además, aprovechas de hacerlos parte de este proceso de cambio y celebrar juntos los logros.

Recuerda alimentar tu espíritu

No tienes que ser una persona religiosa para alimentar esa parte de nosotros mismos que no vemos pero que sentimos. A lo mejor puedes encontrar paz y equilibrio en la música o el arte en general, la naturaleza, en servir a otros, en la lectura.

Sustituye la comida por otras actividades

Cuando tengas antojos fuera de hora o sientas que te quedas sin energía, recuerda que la comida no es lo único que nos alimenta ni lo único que nos da energía. Haz ejercicios, busca un pasatiempo, saca a pasear al perro, ponte a cantar, ve al parque con los niños, haz algo que te ayude a despejar la mente.

Recuerda que la clave está en la organización y volver a la básico. No dejarse atropellar por el ritmo de la vida.

Planifica

Prepara el menú de la semana y haz las compras en función del menú. Si puedes, anticipa la preparación de algunos alimentos para ahorrar tiempo, así evitas los bajones de energía que terminas tapando con cualquier cosa, disminuyes los niveles de ansiedad y comienzas a ver tu comida desde un punto de vista más positivo.

#EnForma
con tu vida

Si tienes hijos, hazlos parte del proceso

Enséñales de dónde vienen los alimentos, para qué sirven, cocinen juntos, cuéntales los beneficios de cada cosa que comen, para que no asocien la comida desde pequeños, con un premio o un castigo.

Identifica lugares amigables para tu nueva rutina. Tener a mano lugares con un menú saludable, facilita el compartir con tu familia y tus amigos cuando no quieras o no tengas tiempo de cocinar. Así no te sientes castigada y apartada de la vida social.

Ya sabes amiga, piensa en ti como un ser con un físico al que debes alimentar para que se mantenga saludable, pero también con emociones y un espíritu que interactúan. Eres un ser único e irrepetible y necesitas conectarte con tu esencia y entender tu entorno para alcanzar ese estado de bienestar que se reflejará en tu físico. Así que vamos ¡anímate! ¡Ponte **En Forma** contigo misma!

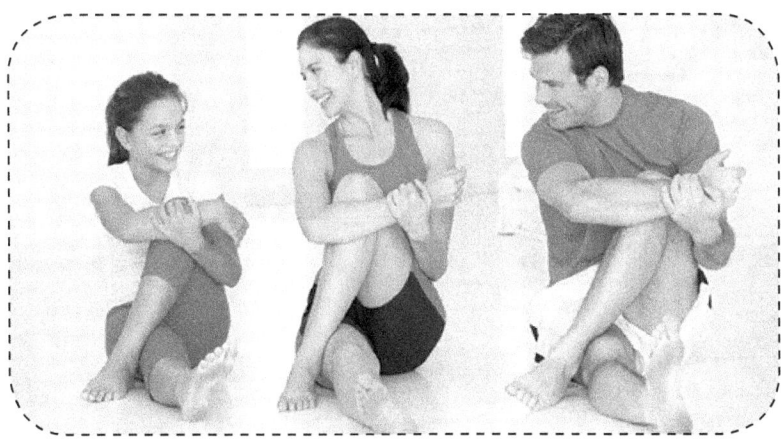

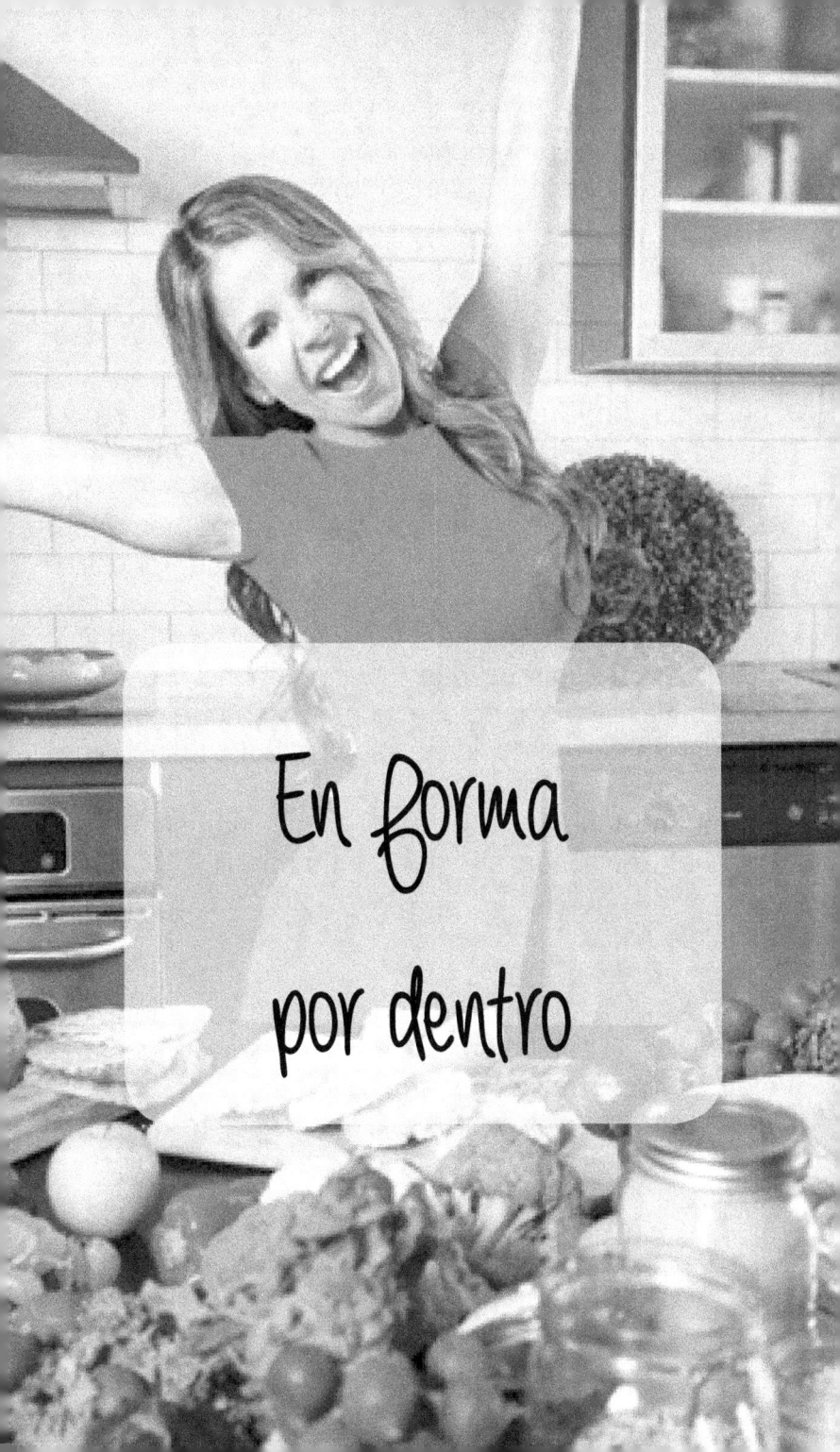

En forma

por dentro

Como ya te había contado, yo nací en un hogar con un ambiente muy sano. Mi mamá era vegetariana mucho antes de que estuviera de moda, antes de que fuera cool. Imagínate que la primera vez que probé un perro caliente ¡tenía 7 años! Cada vez que íbamos a una fiesta de cumpleaños, veía como los niños comían sus perros calientes y mi mamá me pedía uno sin salchicha. Era tanta mi curiosidad por saber por qué los de ellos eran diferentes, que un día mi mamá me dejó comer uno. Así que yo aprendí a comer sano antes de aprender a comer chatarra. Luego empecé a comer carne. Y cuando me independicé, mi estilo de vida se fue transformando y se hizo parecido al de la mayoría: siempre apurada, comiendo cualquier cosa que encontrara, que tuviera a mano o pudiera pagar. Hasta que llegó ese momento en que empecé a sentirme muy mal física y anímicamente. En el fondo yo sabía que había algo mejor porque lo conocía. Lo que no tenía muy claro era como regresar a ese camino. Tenía que aprender a compaginar el poco tiempo disponible y mi presupuesto con una mejor alimentación.

De esa etapa de mi vida, aprendí dos cosas: una, es la importancia del ejemplo que le damos a nuestros hijos. No importa cuantos sermones les demos, lo que prevalece es el ejemplo. Ese es el impacto que uno tiene sobre los hijos. Yo nací en un hogar con un estilo de vida saludable y cuando me salí de ese modelo, tuve los suficientes conocimientos para saber que no tenía que ser así para siempre y que comer sano era una de las claves para sentirse bien.

Lo otro que aprendí, es que estar **En Forma** no es un una tarea de tres meses y ya. Claro que puedes bajar de peso en tres meses y hasta menos. También puedes aprender a conocerte, a hacer ejercicios. Pero mantenerse requiere un poco más. Como dice el dicho: hay que recorrer una milla extra. Si no, el esfuerzo que hagas durante una dieta, lo vas a perder y cada vez te va a costar más adelgazar. Sí, ya sé que lo he dicho antes y seguramente no soy la única que te lo ha dicho, pero es así: La mejor manera de mantenerse es haciendo un cambio un poco más profundo, con más calma, con conciencia de lo que estás haciendo.

La buena noticia es que en ese período corto puedes establecer nuevos hábitos y estos nuevos hábitos son los que te van a rendir los mejores frutos a largo plazo, tanto para ti como para tus hijos.

• • •

Importancia de la Alimentación

> **El peso que quieras tener y mantener, dependerá en un 80% de la manera cómo te alimentes**

Así que una de las claves es aprender a ingerir los alimentos adecuados para ti. Pero además, hay que aprender a relacionarse con tu comida de una mejor manera. En otras palabras, amiga ¡deja la dieta y aprende a alimentarte!

Lo primero que quiero que sepas es que no estás sola, ni es completamente tu culpa. Según cifras del Centro de Control de Enfermedades de Estados Unidos (DCD por sus siglas en ingles) 19.3 millones de hispanos en el país sufren de obesidad, lo que representa un 38% del total de la población hispana. Gran parte de esto, se debe a esa mezcla que ya te he mencionado, de una vida más sedentaria, con más disponibilidad de comida y el uso de la comida como parches emocionales. Además de que para los inmigrantes, el período de ajuste toma tiempo.

Lo que si depende de ti es informarte para tomar decisiones adecuadas y priorizar, es decir, darle a la alimentación, la importancia que se merece en nuestro día a día.

¿Por qué es más importante aprender a comer que hacer dieta?

Porque con una dieta solo vas a resolver un problema momentáneo, como volver a usar ese vestido que tanto te gusta en una fiesta que tienes pronto. Pero apenas termine la fiesta y termines la dieta, te puede pasar como a Cenicienta después de las 12 campanadas. Es decir, vuelves a recuperar las libras y a lo mejor hasta ganas unas extras que no tenías. Además, esas libras vienen acompañadas de una sensación de fracaso que te lleva de nuevo a ese lugar oscuro al que no quieres volver. Eso es lo que se conoce como el efecto rebote o "efecto yo-yo" como lo llama el Dr. Kelly D Brownell, experto en obesidad de la Universidad de Yale.

Además, vamos a ser sinceras: las dietas son feas, aburridas y nos dejan deprimidas y cansadas.

Veamos entonces algunos beneficios de aprender a comer correctamente:

Para ti. Te abre un mundo de posibilidades para alcanzar y mantener el peso ideal. No solo te vas a ver mejor y va a subir tu autoestima, sino que además vas recuperar el verdadero sentido de comer que es nutrirse, vas impactar positivamente tu salud y vas a alcanzar más energía.

Para tus hijos. Esto es un capítulo aparte, piensa en algo: la obesidad infantil es considerada como uno de los problemas de salud pública más graves del siglo XXI. En Estados Unidos, esto no solo se ha traducido en niños con sobrepeso, sino con enfermedades que antes solo sufrían los adultos, como diabetes tipo II. Nadie quiere hacerle daño a sus hijos, pero eso es lo que estamos haciendo cuando no le ofrecemos una vida sana desde pequeños. Si desde ya, comienzas a dar el ejemplo y los enseñas a comer mejor, no solo les evitas futuras enfermedades, sino que cuando tengan 20 o 30 años y regresen a sus raíces, eso es lo que van a encontrar. Su conexión afectiva con su familia, la memoria gustativa los va a remitir a alimentos saludables que aprendió a comer contigo y van a asociar la alimentación saludable con la felicidad. Tú y yo sabemos que nadie quiere al principio parecerse a su mamá, pero tarde o temprano, eso cambia. Así que cuando te haga falta un empujoncito, algo que te motive, piensa en tus hijos. No los pongas de excusa, hazlo por ellos.

Para tus relaciones con tu familia. Esta transformación, evidentemente tiene un impacto en tu familia porque cuando estás feliz con la forma en que te ves y tiene más energía, eso se refleja en las relaciones con tu pareja y tus hijos; pero además, al tratarse de un proceso que lleva un poco más de tiempo, vas a necesitar apoyo de ellos. Es decir que no solo se van a beneficiar del resultado final, sino que ese trabajo en equipo los va a unir más y los llevará a conocerse mejor.

Para tu economía. Lo primero que nos viene a la mente cuando hablamos de comer sano es la idea de que los alimentos frescos y los orgánicos son más caros. Obvio, es más caro producir una pechuga de pollo sin hormonas que un pretzel. Pero cuando vamos sacando todo lo superfluo que compramos en el supermercado simplemente porque nos lo meten por los ojos y bajamos las cantidades porque ya el cuerpo no necesita tanta comida, comenzamos a ahorrar.

•   •   •

 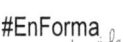

Una Alimentación Eficiente

Seguramente has escuchado hablar del metabolismo y hasta podría apostar que eres de las que se queja de tener un metabolismo lento. Claro, porque las personas con sobrepeso tienen una deficiencia metabólica. La buena noticia es que el metabolismo lento no es un factor invariable del que no podemos liberarnos. No es el color de tus ojos o la forma de las manos. El metabolismo es un sistema cuyo funcionamiento podemos modificar; y lo más importante para lograr que tu metabolismo trabaje eficientemente son: la alimentación y el ejercicio.

Veamos entonces qué es el metabolismo, cómo trabaja y por qué algunos lo tienen más rápido que otros.

El metabolismo es un cambio químico que ocurre en nuestros cuerpos, transforma lo que comemos en energía y sustrae los nutrientes que necesitamos para mantenernos vivos. En otras palabras, es la velocidad con la que tu cuerpo digiere los alimentos y los transforma en energía y nutrientes.

El cuerpo humano funciona a base de calor. En este momento tu cuerpo está a una temperatura aproximada de 98,6 grados farenheit (37.5 grados centígrados) y ¿sabes qué? tus células y órganos deben trabajar duro para mantener esa temperatura las 24 horas del día porque no tenemos capacidad para soportar una temperatura corporal mucho más alta ni mucho más baja.

Cada vez que piensas, parpadeas, respiras, haces ejercicio etc. produces calor y por lo tanto quemas calorías. Increible ¿no?

Sí lo es, pero lo que es mejor aún, es que cada vez que comes, tu actividad digestiva aumenta y por lo tanto tu metabolismo aumenta también, lo que te ayuda a quemar más grasa.

En otras palabras, una de las formas de acelerar el metabolismo y quemar más grasa, es comer con más frecuencia porciones pequeñas y alimentos que aporten calorías de las buenas. Además, para convertirlo en un sistema verdaderamente eficiente, debes considerar otros dos componentes que combinados con la nutrición, juegan un papel importante en la activación del metabolismo y lo dejan listo para construir músculos tonificados y ponerte **En Forma**, estos componentes serían: los ejercicios de resistencia y los ejercicios cardiovasculares. Los músculos equivalen al motor y la actividad muscular al motor encendido que quema las calorías.

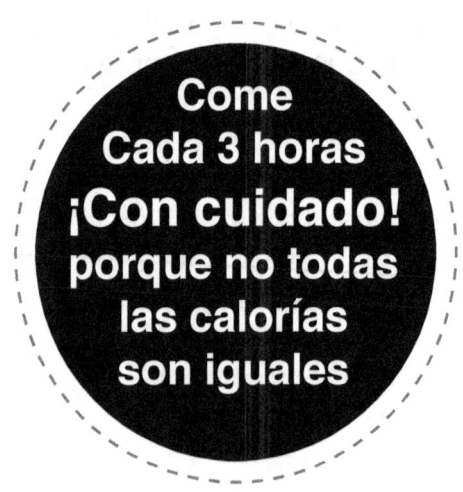

Come
Cada 3 horas
¡Con cuidado!
porque no todas
las calorías
son iguales

Los Alimentos y sus Funciones

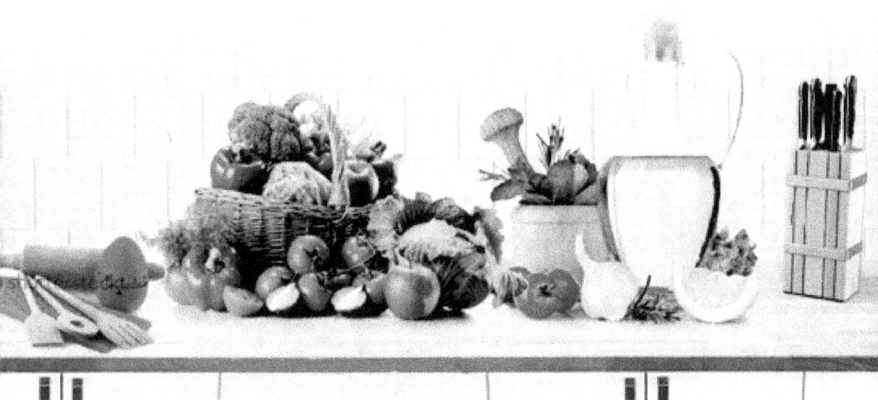

Antes de entrar en las sugerencias de menú, quiero compartir contigo algunas informaciones claves que te van a permitir pasar de hacer dieta, a llevar un estilo de vida saludable de una manera sostenida. Mientras más sepas, mejores decisiones vas a tomar.

No pretendo que te conviertas en médico nutricionista o en chef, pero con un conocimiento básico acerca de lo que aportan tus alimentos al funcionamiento de tu cuerpo y de unas cuantas ideas sobre cómo prepararlos, vas a aprender a adecuar la guía que te ofrezco a tu gusto y a lo que tengas disponible. Así no te aburrirás de comer siempre lo mismo ni perderás lo que has logrado si por alguna razón no puedes seguir la guía al pie de la letra.

Afortunadamente, hay una nueva tendencia a volver a la cocina y no solo por parte de la mujer, sino también del hombre y hasta de los niños. Y no te lo digo porque tengas que seguir todas las modas, sino porque se te hace más fácil encontrar recetas y entusiasmar a tu familia a formar equipo y hacer de esto una actividad para compartir. Puedes visitar mi página: www.recetasfitadrianamartin.com

Si desde ahora que estás decidida, mantienes el foco en tu alimentación, te podrás mantener **En Forma** de por vida. No pasando hambre, ni haciendo la dieta que esté de moda, simplemente comiendo diariamente la porción de calorías adecuadas para tu cuerpo. A lo largo de este programa, te enseñaré cuáles y cuántas calorías aproximadas debes ingerir al día, según lo recomendado por los especialistas.

Antes de empezar quiero explicarte lo que es una caloría, a parte de ser una de las palabras más usadas a la hora de hacer dietas, una caloría es una unidad de energía y calor, ambos indispensables para darle vida a nuestro cuerpo. Cuando ingieres una caloría, ésta le proporciona a tu cuerpo el combustible (energía) para moverse y nutrir tus células, órganos y cerebro. Cuando ingieres calorías vacías, éstas no te aportarán nutrientes para tus órganos, sólo te darán energía y al no ser utilizadas totalmente por tu cuerpo, no las quemarás y se almacenarán en forma de grasa innecesaria (sobrepeso). Entonces recuerda esto: no se trata de contar y eliminar todas las calorías que puedas, sino de consumir más de las buenas e ir desechando las de mala calidad.

Ahora entremos en materia, tu cuerpo necesita solamente 6 nutrientes esenciales para funcionar. Estos nutrientes están divididos en dos categorías:

Macronutrientes:

Grasas
Proteínas
Carbohidratos
Agua

Micronutrientes:

Vitaminas
Minerales

Alimentos térmicos

La comida tiene un efecto térmico (impulso metabólico). Sí, cuando comemos los alimentos correctos, estos ayudan a nuestro cuerpo a quemar más calorías durante el proceso de la digestión. Entre los alimentos térmicos encontramos:
- Proteínas magras.
- Carbohidratos complejos.
- Vegetales ricos en fibra.

Debes tratar de comer una combinación de estos tres cada 3 ó 4 horas.

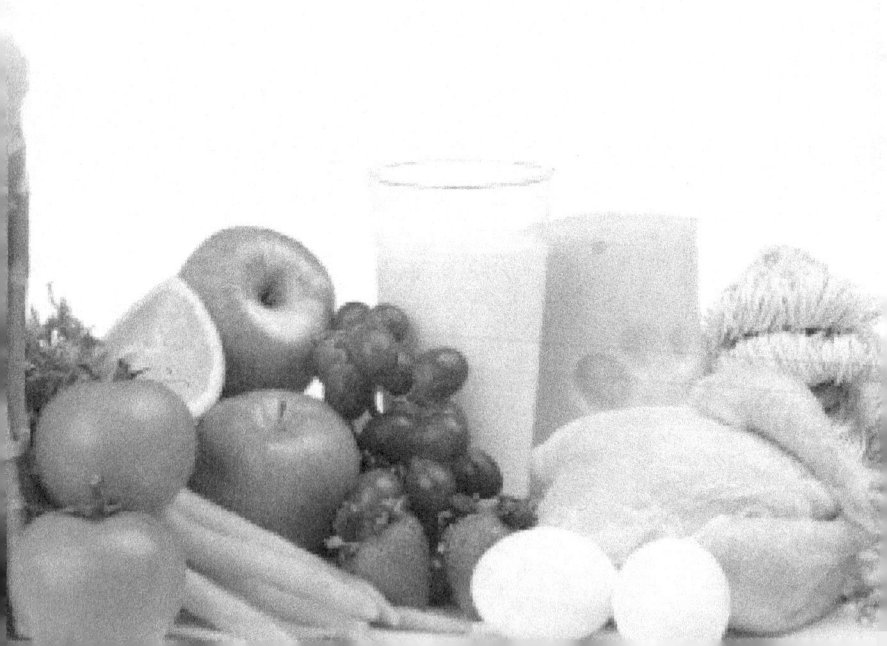

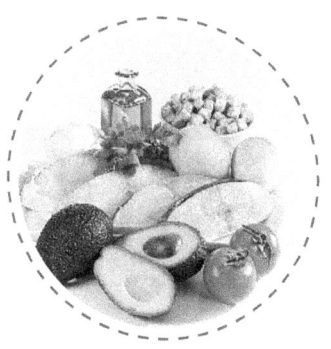

Las Grasas

Las grasas buenas son una importante fuente de energía y son vitales para mantener los órganos sanos, la piel suave y un cabello fuerte, entre otros beneficios. ¡Ojo, no todas las grasas! Más adelante te mostraré cuáles son las grasas que podemos y debemos consumir.

La grasa tiene un impulso metabólico (cantidad de calorías quemadas durante la digestión) del 5%, lo que significa que puedes quemar el 5% de las calorías consumidas de grasa buena, mientras las digieres.

Si consumes 200 calorías de grasa buena, tu cuerpo quemará aproximadamente 10 calorías mientras la digieres.
5% de 200 = 10 calorías. Calorías por gramo:
1gr de grasa contiene 9 calorías.

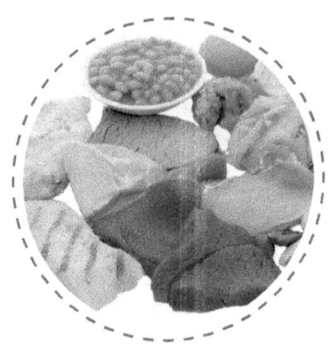

Proteína

La proteína es fundamental para la formación de los músculos y es vital para casi todos los procesos que se producen dentro del cuerpo como el metabolismo, la digestión, el transporte de nutrientes, entre otros.

Las proteínas tienen un impulso metabólico del 20%, lo que significa que puedes quemar el 20% de las calorías consumidas de proteína magra, mientras que las digieres.

Si consumes 200 calorías de proteínas, tu cuerpo quemará aproximadamente 40 mientras las digieres. 20% de 200 = 40 calorías.
1gr de proteína contiene 4 calorías.

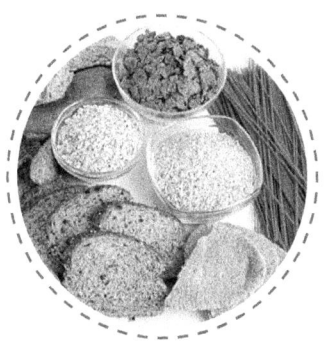

Carbohidratos

Los carbohidratos son la fuente más importante de energía y fibra de tu cuerpo, por eso no debes eliminarlos de tu dieta diaria. Tienes que comerlos, pero sabiendo cuáles son los beneficiosos, porque de otra manera podrías estar ingiriendo más calorías de las que necesitas.

Los carbohidratos tienen un impulso metabólico del 10%, lo que significa que puedes quemar el 10% de las calorías consumidas de carbohidratos buenos, mientras que los digieres.

Si consumes 200 calorías de carbohidratos, tu cuerpo quemará aproximadamente 20 calorías mientras los digieres.
10% de 200 = 20 calorías.
1 gr de carbohidratos contienen 4 calorías.

Agua

Dos tercios del cuerpo están compuesto de agua. El cuerpo la necesita para ayudar a regular su temperatura, transportar los nutrientes y asistir al metabolismo, entre otras cosas.

Como tu cuerpo está constantemente utilizando el agua, debes reponerla con frecuencia, no solo cuando sientes sed.

Tomar agua también ayuda a perder peso y es un excelente supresor del apetito. Lo mejor es que el agua es **¡100% libre de calorías!** Y ni hablar del costo, ya que ni siquiera es necesario comprar botellitas.

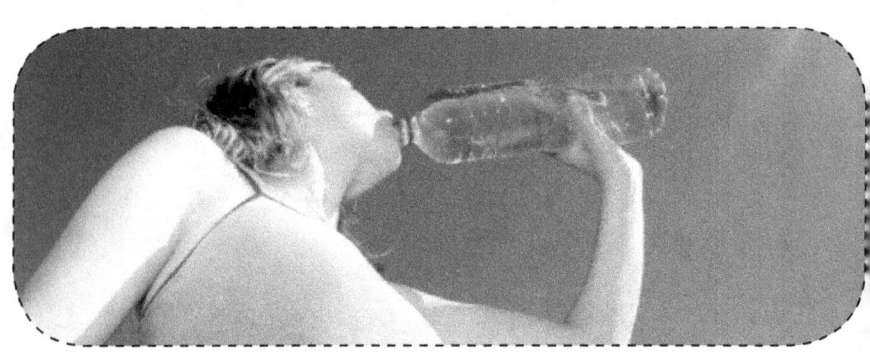

Toma la mitad de tu peso (lbs.) en onzas de agua.

Vitaminas y Minerales

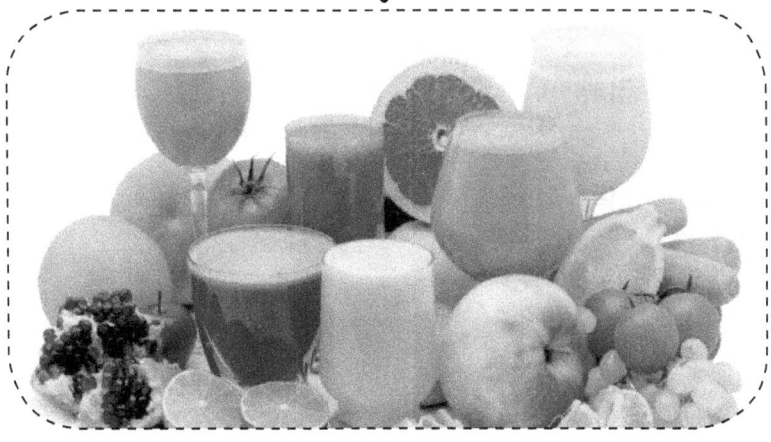

Las vitaminas y los minerales son necesarios para que nuestro metabolismo trabaje y los órganos se formen de manera adecuada. Normalmente encontramos vitaminas y minerales en los alimentos que consumimos, así que al comer bien, también estás supliendo bien a tu cuerpo de micronutrientes.

Las vitaminas son sustancias imprescindibles para que nuestro cuerpo realice de forma correcta sus funciones. La mayoría no son elaboradas por el organismo, así que se requiere la ingesta equilibrada de alimentos que las contengan.

Asimismo, el organismo aprovecha los minerales para muchas funciones distintas, incluyendo la formación de huesos, la producción de hormonas y la regulación de los latidos cardíacos.

Vitaminas

Vitamina A: Protege la piel, interviene en el proceso de visión y elabora enzimas.

Vitamina B1: Ayuda a funcionar el sistema nervioso y cerebro y disminuye los efectos de la resaca.

Vitamina B2: Da energía, disminuye fatiga física e intelectual.

Vitamina B3: Ayuda a la circulación sanguínea y permite desempeñar correctamente las funciones intelectuales.

Vitamina B4: Estimula la formación de glóbulos blancos.

Vitamina B: Estimula el metabolismo, reduce el estrés y proporciona relajación.

Vitamina B6: Regula el sistema nervioso y favorece el metabolismo.

Vitamina B7: Evita que las grasas se acumulen en los órganos.

Vitamina B8: Forma células nerviosas y alivia el estrés y dolencias hepáticas.

Vitamina B9: Ayuda a la producción de glóbulos rojos, previene malformaciones congénitas, regenera células.

Vitamina C: Interviene en la cicatrización de heridas, favorece la absorción del hierro.

Vitamina D: Se forma en la piel mediante exposición al Sol, fija el calcio en huesos.

Vitamina E: Impide la destrucción de células y permite la regeneración de tejidos.

Vitamina K. Fundamental en los procesos de coagulación de la sangre.

Minerales

Hierro: esencial para producir glóbulos rojos.

Zinc: estabiliza las enzimas y es esencial para la madurez sexual.

Calcio: el mineral más importante para el fortalecimiento de huesos y dientes.

Yodo: controla a las hormonas que libera la tiroides.

Selenio: como la vitamina E, protege a las células contra la oxidación.

Potasio: Regula la función del corazón, reduce la presión arterial, es esencial para la formación de proteínas, es necesario para el equilibrio normal de líquidos, es fundamental para la función normal de los nervios y la función muscular, participa en la formación glucógeno (combustible muscular), ayuda a los pulmones a eliminar el dióxido de carbono.

Ningún alimento contiene todas las vitaminas o minerales que requiere el cuerpo. Incluso, algunas necesitan de otra para su absorción. Por eso es importante llevar una alimentación balanceada.

Sugerencias para las comidas

En la siguiente tabla encontrarás los alimentos clasificados por categoría. Debes tratar de escoger uno de cada renglón, dependiendo de tu gusto, en todas las comidas. Lo importante es tratar de comer cada 3 ó 4 horas una porción de vegetales, una de carbohidratos, una de proteínas y grasas buenas.

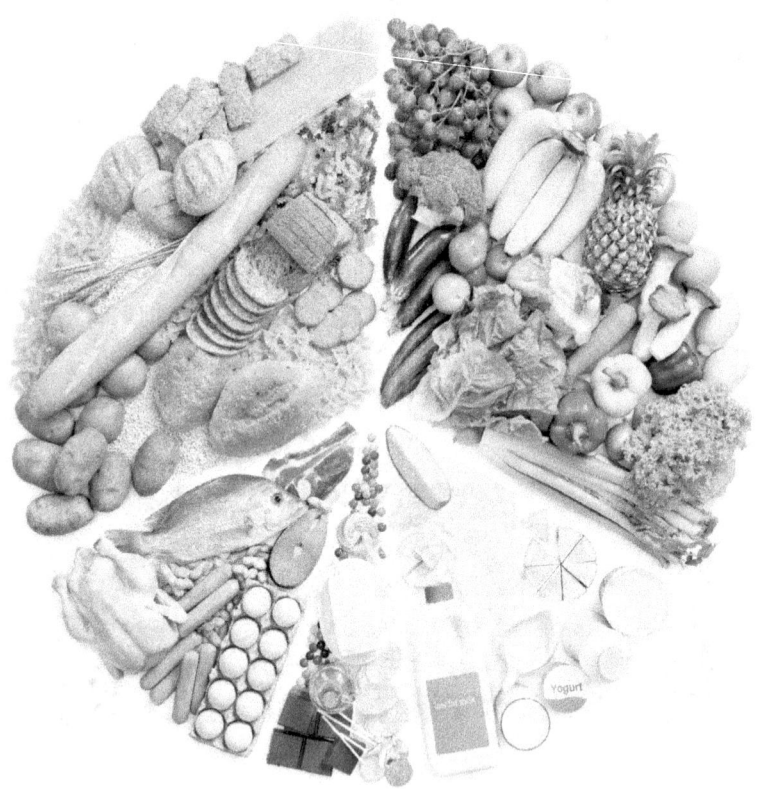

PROTEINAS

A continuación se muestran las fuentes de proteína que se pueden elegir:

Animal:
- Salmón
- Mahi-Mahi
- Tilapia
- Camarones
- Atún
- Pechuga de pollo
- Pechuga de pavo
- Claras de huevo
- Polvo de Proteína

Frutos secos y semillas:
- Almendras
- Nueces
- Cacahuetes
- Semillas de calabaza
- Semillas de sésamo
- Semillas de Girasol

Granos:
- La quinua
- Frijoles Negros
- Frijoles Pintos
- Habas de Soya
- Garbanzos
- Guisantes
- Lentejas
- Tofu
- Frijoles Blancos
- Hamburguesas con Frijoles
- Hamburguesas de vegetales
- Proteína vegetal texturizada

VEGETALES

A continuación se muestran los vegetales que se pueden elegir:

- Lechuga
- Arúgula
- Espárragos
- Remolacha
- Broccoli
- Coles de Bruselas
- Zanahorias
- Apio
- Pimienta
- Pepino

- Berenjena
- Ajo
- Col Risada
- Lechuga
- Cebolla
- Pimienta
- Guisantes
- Espinacas
- Calabacín

GRASAS
A continuación se muestran los vegetales que se pueden elegir:

- Aguacate
- Almendras
- Cacahuate
- Maní
- Semillas
- Pescados (como salmón)

- Soja
- Huevos
- Garbanzos
- Maíz
- Habichuelas
- Lentejas

CARBOHIDRATOS BUENOS
A continuación se muestran los carbohidratos buenos que se pueden elegir:

Vegetales:
- Papa Dulce
- Papa
- Maíz
- Tomate

Cereales integrales:
- Cuscús
- Arroz Integral
- Harina de avena

Frutas:
- Manzana
- Albaricoque
- Banana
- Mora
- Arándanos
- Melón
- Cerezas
- Arándanos
- Toronja
- Uvas
- Guayaba

- Kiwi
- Mango
- Nectarine
- Naranja
- Papaya (Lechoza)
- Durazno
- Pera
- Piña
- Ciruelas
- Frambuesas
- Fresas
- Mandarina
- Sandía (Patilla)

Productos de grano entero ó 100% de trigo entero:
- Pan
- Pita
- Wraps
- Tortilla
- Inglés Muffin

#EnForma
con tu vida

Contar las Calorías para Bajar de Peso

Para saber cuántas calorías se recomienda consumir diariamente para bajar de peso, te voy a dar un truco:

Multiplica el peso que deseas tener por 10

Ejemplo: Peso deseado: 150 libras
150 x 10 = 1,500.
Calorías diarias a consumir: 1.500 calorías aproximadamente.

Si quieres tener una idea de cuántas calorías tiene tu comida, te doy un ejemplo: una pechuga de pollo de 4 onzas a la plancha tiene 128 calorías aproximadamente, una porción de ensalada de lechuga, tomate y pepinos con aderezo de yogurt tiene 60 calorías. **En mi Programa de Transformación EnForma VIP www. EnFormaVip.com te ofrecemos un conteo semanal de las calorías que debes consumir y te ajustamos semanalmente el plan alimenticio.**

• • •

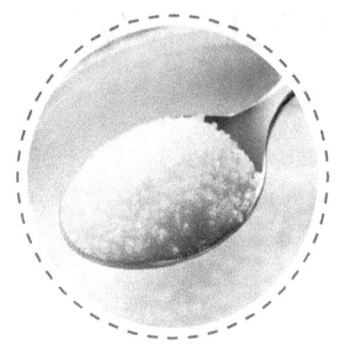

El Azúcar
Un Ingrediente Dulce y Amargo

*E*n mis años de experiencia como entrenadora he escuchado millones de veces: "¡Adriana, me muero por comerme un dulce!" ¡Me encantan los dulces! Me siento totalmente identificada ¡porque los amo también! Pero esto no significa que sea imposible permanecer saludable y en forma.

El dulce es quizás uno de los sabores más adictivos. Pero por suerte, a veces esos antojos que sentimos en realidad es la forma en que nuestro cuerpo nos avisa que algo está fallando en nuestra alimentación.

Privación de Calorías
Si no estamos ingiriendo la cantidad de calorías y nutrientes que nuestro cuerpo requiere para cumplir todas sus funciones, nos las pedirá a gritos en forma de un antojo de algo dulce.

Bajo Consumo de Carbohidratos

Si estás haciendo una dieta baja en carbohidratos, te saltas algunas comidas (especialmente el desayuno) o si pasas demasiadas horas sin ingerir alimentos nutritivos, se da la situación ideal para que tu cuerpo se antoje de todos los dulces del mundo.

Quítale el Control al Azúcar

La mejor manera de controlar los antojos de dulce es mediante la optimización de las comidas. Trata de comer cada 3 ó 4 horas raciones pequeñas compuestas por una porción de proteína, una porción de carbohidratos buenos y una porción de vegetales con fibra. Probablemente vas a terminar comiendo 5 ó 6 veces al día, pero no te preocupes por aumentar de peso.

Como ya te lo expliqué, comer de manera óptima acelerará tu metabolismo, lo que hará que quemes más calorías. Ahora recuerda que el tamaño de la porción juega un papel importante en la ecuación. Deja de comer una vez que te sientas satisfecha. Después de un par de días alimentándote de esta manera, verás que los antojos de dulces disminuirán notablemente. Si tu objetivo es perder peso, debes combinar una nutrición adecuada con entrenamiento cardiovascular y de resistencia.

Hacer trampitas

¡No hagas trampas! El propósito de este libro es ayudarte a desarrollar un estilo de vida saludable... y no hay nada sano en hacer trampa. Pero si comes algo que no forma parte de tu plan de alimentación saludable, no pienses más en eso. Déjalo atrás, recupera tu plan de inmediato y ¡sigue adelante con él!

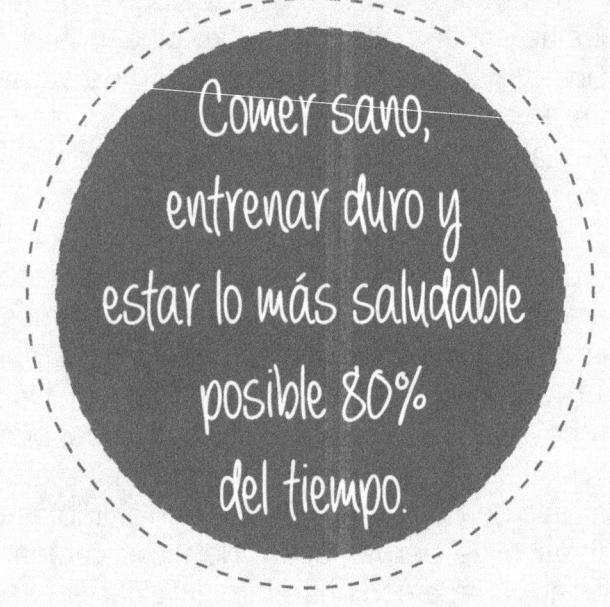

Si queremos estar siempre en forma, debes seguir la regla 80/20:

Comer sano, entrenar duro y estar lo más saludable posible 80% del tiempo.

Pero, siempre podemos permitirnos un gustico y relajarnos. Para eso contamos con el 20% del tiempo (y no necesariamente tiene que ser un domingo).

Lo que Todas Detestamos: La Celulitis

Si hay algo que a todas nos aterra, es descubrir nuestras piernas o glúteos llenos de celulitis. Sin embargo, es más común de lo que quisiéramos. La celulitis no es otra cosa que la acumulación de grasa en el interior de una célula. Por desgracia con millones de células de grasa en el cuerpo, tenemos millones de posibilidades de tener celulitis.

Voy a tratar de explicarte esto lo más simple posible: nuestro cuerpo tiene grasa que necesita para vivir. Ésta se almacena en el interior de las células de grasa que se distribuyen a través de todo el cuerpo. La cantidad y la distribución de las células de grasa la determina la genética y el sexo. Lamentablemente, lo más común es que la mayoría de ellas se encuentren debajo de la piel y al aumentar su tamaño, producto del exceso de la grasa que ingerimos, éstas se ven a través de la piel en forma de bulticos y huecos.

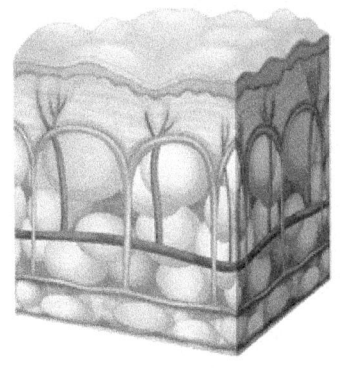

Piel con celulitis

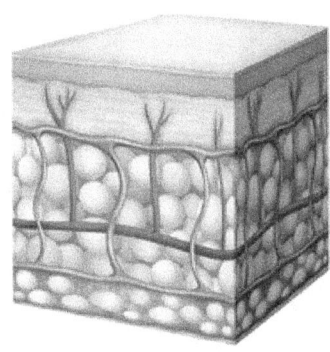

Piel sin celulitis

Una de las grandes preguntas es **¿podemos deshacernos de la celulitis?** Bueno, sí y no. No podemos deshacernos de las células de grasa, sin embargo podemos disminuir la cantidad de grasa que se acumula en el interior de cada una de ellas. Al disminuir la grasa que ingerimos, disminuimos también la formación de celulitis. Hay que tomar en cuenta que aunque las células grasas son elásticas (pueden estirarse y contraerse) cuando se estiran demasiado es casi imposible que vuelvan a su tamaño original. Por esta razón es que algunas personas todavía tienen una piel con un aspecto flácido y con celulitis después de que han perdido peso y grasa corporal.

La otra gran pregunta, ¿funcionan los productos que venden para deshacernos de la celulitis? La respuesta es una sola...¡NO! ¡No se ha inventado ni un producto que ayude a deshacerte de la celulitis! Lo único que nos puede ayudar es mantener un estilo de vida sana, comer bien, hacer ejercicios, tomar mucha agua, reducir la cafeína, la nicotina, el azúcar y el estrés.

• • •

Ponte En forma

por Dentro

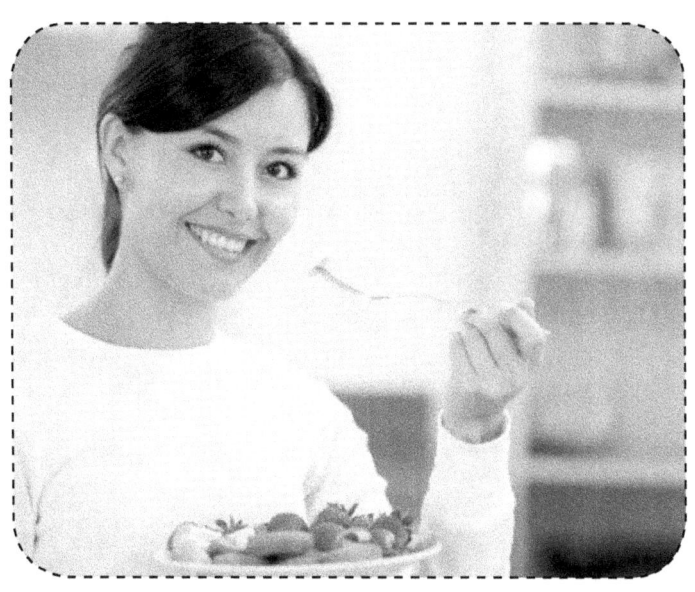

Ponte En Forma por Dentro

ómo has visto hasta ahora, la alimentación es una de las claves principales para mantenerse **En Forma.** Sin embargo, no es con una simple dieta que vas a conseguir el cuerpo que deseas y mucho menos mantenerlo. ¡Pero tú puedes lograr los cambios necesarios! Y lo mejor es que esos cambios de hábitos, no solo te van a hacer bien a ti, a tu figura y tu salud, sino también a tu familia.

Así que te dejo algunos consejos para que se te haga el proceso más fácil y hasta divertido. ¡Vamos adelante! ¡Ponte En Forma por dentro!

Cuida las porciones.

Ten en cuenta algo, nos hemos acostumbrado a comer mucho más de lo que nuestro cuerpo necesita. De hecho, las porciones han crecido hasta doblar y triplicar las raciones que necesitamos. Si aprendemos a controlar la cantidad de alimentos que ingerimos, estaremos dando un gran paso, y cuando por cualquier razón nos salgamos de nuestra rutina, el impacto no será tan grande. ¡Corta la porción a la mitad!

Huye de las comidas listas para el microondas.

Yo sé, resuelven, pero ¡hacen mucho daño! Engordan, tienen una serie de ingredientes adicionales que no son sanos. Además, te van adormeciendo las papilas gustativas y se te hace más difícil disfrutar otros sabores.

Olvídate de las gaseosas.

¿Te parece imposible? Pues trata sustituyéndolas poco a poco por otros sabores como el agua, jugos de frutas, té, infusiones, agua saborizada. Esto será una gran conquista para ti y para tus hijos.

Cocina en casa.

Cada vez se investiga más sobre el impacto que ha tenido en la salud la falta de comida preparada en casa. Al comer siempre en la calle, no controlas los ingredientes que se usan y tienes más comida a mano de la que realmente necesitas.

Prepara menú semanal.

Si ya tienes idea de lo que vas a comer evitas la ansiedad de última hora y reduces la posibilidad de comer cualquier cosa cuando te ataque el hambre. Por otra parte, ahorras dinero porque no vas a comprar lo que no necesitas

Aprende a hacer mercado.

Trata siempre de comprar la mayoría de los alimentos que están alrededor de los pasillos, que son precisamente los alimentos frescos. Aprende además a leer las etiquetas, especialmente los ingredientes que contienen y las porciones.

Cultiva y mantén hierbas frescas en casa.

Las hierbas como el cilantro, perejil, albahacas, romero, tomillo; son relativamente fáciles de cultivar y le dan mucho sabor a las comidas sin agregar calorías extras. Además, aunque no seas una gran jardinera, te van a durar más que las que mantienes en la nevera, por lo que vas a ahorrar. Las puedes conseguir ya plantadas en el supermercado y solo necesitarás sol y agua. Y si descubres que eres buena jardinera, puedes intentar con otros vegetales. ¿Tienes jardín? Pues prueba también con árboles frutales.

Recuerda el agua y tus pequeñas meriendas.

Cuando prepares tu lonchera para llevar al trabajo asegúrate que no te falte el agua y pequeñas porciones de nueces, frutas o vegetales. Además, trata de comer una de esas meriendas en el camino de regreso a casa. De esa manera no llegas muerta de hambre y te da tiempo de preparar tu cena con tranquilidad, de disfrutarla y evitas comer demás.

Si no cocinas, pregunta entre tus amigas.

No todas tenemos facilidad, tiempo o gusto por la cocina, pero a lo mejor alguna amiga sí. Ponte de acuerdo con ella para que te prepare tu menú. Seguro te va a salir más económico que comer en la calle. Además va a ser más sano y podrás controlar lo que comes. También existen compañías que se dedican a prestar estos servicios.

Identifica restaurantes con alternativas sanas.

Para esos momentos en que no te da tiempo cocinar, que quieres salir a compartir o celebrar, es bueno tener bajo la manga algunas alternativas que te permitan disfrutar de la ocasión sin amargarte ni salirte de tu plan.

Aprende a disfrutar la comida.

Sí, esto suena contradictorio, pero no. Si cada vez que te toca comer (así sea poco) lo saboreas, vas a dejar de sentir que estás a dieta. Además comer con calma hace que te satisfagas con menos.

Identifica los tipos de alimentos que no son tan malos como parecen.

Por ejemplo, un pedazo de chocolate oscuro puede ayudarte a satisfacer un antojo de dulces y con eso evitas devorarte un litro de helado. Unas palomitas de maíz (rocetas, pochoclos o cotufas) también pueden ser buenos aliados a la hora de un antojo.

Incluye a tus hijos.

La idea es ir haciéndolos partes de esta transformación. Yo sé que no todas las familias son fáciles de convencer ni muy abiertas a probar, pero como te decía en el capítulo anterior, a veces hay que cambiar el enfoque de las cosas. En vez de castigar a todos con una dieta, invítalos a probar las cosas ricas que estás descubriendo, que te están haciendo sentir y ver bien. A lo mejor no puedes prohibirles tomar gaseosas de un día para otro, pero puedes ir acostumbrándoles el paladar poco a poco al sabor de un juego de fruta, de un agua fresca, o de una infusión o un té y pedirles que te ayuden a encontrar nuevas combinaciones.

Escojan algunos de los platos favoritos de la familia y trata de hacer una versión más sana. Por ejemplo, si les encantan las papas fritas, pruébalas al horno en vez de fritas. Mejor aún, prueba hacerlas con batata (camote, sweet potato).

Prepárate para ir a las fiestas.

Quizás una de las cosas más difíciles es compaginar la vida social con tus nuevos hábitos. ¡Así que prepárate para disfrutar sin culpas! No vayas muerta de hambre, sírvete primero de los alimentos más sanos y livianos. Si vas a tomar alcohol, alterna también con mucha agua. Y si es por contribución, lleva algo saludable para ti.

Aprovecha las redes.

Las redes sociales se han convertido en grandes aliados de este proceso de llevar una vida sana. A través de mi cuenta de Instagram, en Facebook, Periscope, te puedes mantener al día sobre qué comer, ejercicios para hacer, despejar dudas y mucho más. Sígueme en:

www.AdrianaMartin.com
eMail: adriana@adrianamatin.com
Teléfono: +1(954) 292-4105
Instagram:@AdrianaMartinFit
Facebook: www.facebook.com/AdrianaMartinFit
Twitter: @AdrianaMartin_

Duerme.

Esto es importantísimo porque el agotamiento da hambre y cuando estás cansada te provoca comer azúcares y carbohidratos, que es lo que te da energía instantánea. Además, al dormir regeneras tus células y tus músculos.

Celebra cada conquista.

Ve evaluando tus avances y cada vez que logres algo, celébralo. No, no es que vas a salir corriendo a la pizzería. Recuerda que ya esa es etapa superada, pero por ejemplo, cómprate un lindo vestido que te haga lucir tu nueva figura o inscríbete en un 5K para celebrar tu nuevo nivel de energía.

Recuerda la regla 80/20: Come sano, entrena duro y mantente lo más saludable posible el 80% del tiempo. Pero, siempre puedes permitirte un gustico y relajarte. Para eso cuentas con el 20% del tiempo.

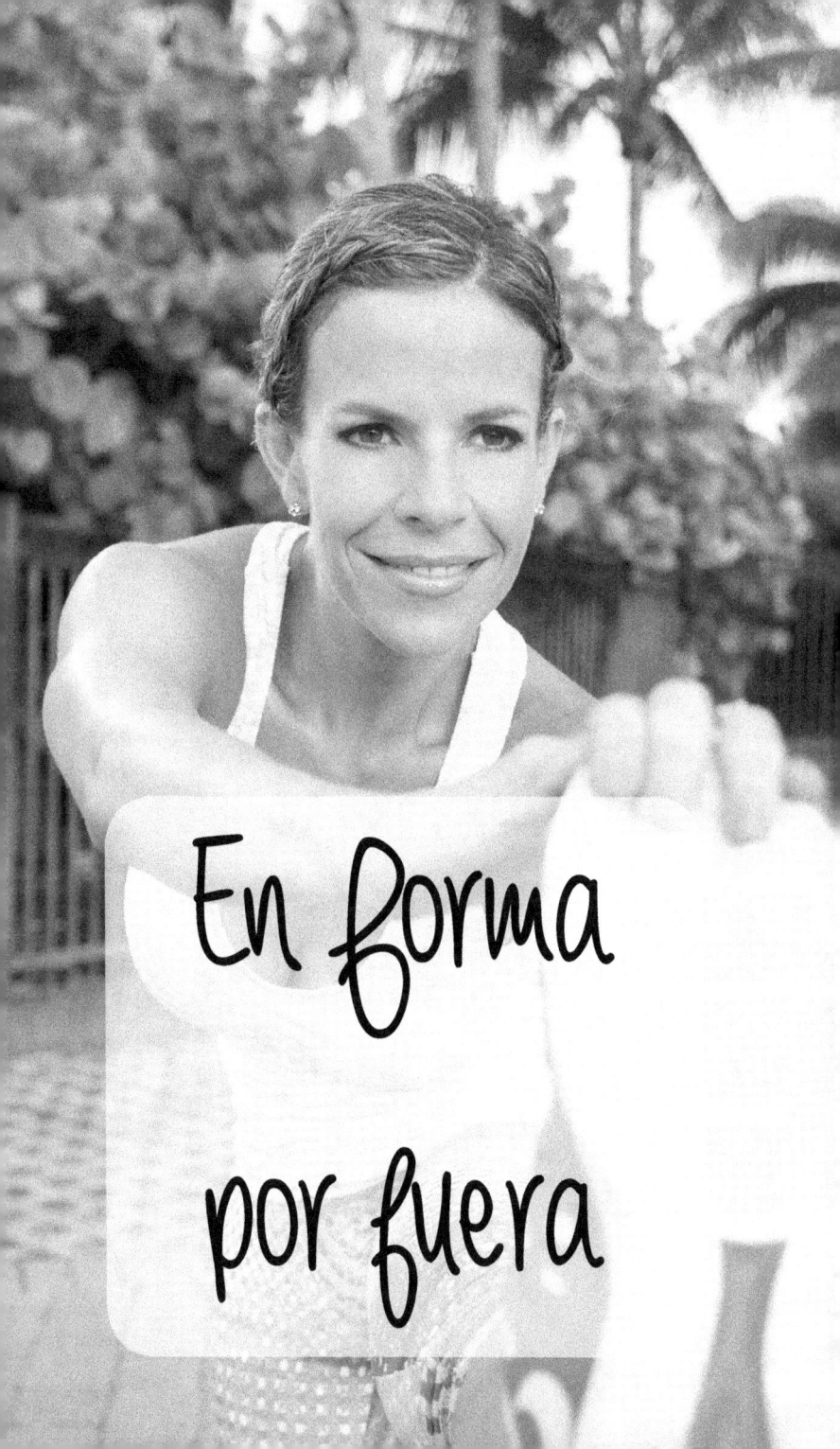

En forma

por fuera

En forma por fuera

Antes de hablar del tercer componente de este plan para que te pongas **En Forma**, que es el componente físico, tengo que confesarte algo:

¡Nunca me imaginé que iba a terminar siendo entrenadora!

No sabes las veces que busqué excusas y me inventé dolores de cabeza para escaparme de las clases de educación física en el colegio. ¡Odiaba los ejercicios y los deportes! No me gustaba correr y no me gustaba sudar. Pero un día me tocó tomarlo en serio. Tenía que reorganizar mi vida y volver a sentirme saludable. Entonces entendí que el problema no eran los ejercicios, sino la forma en que nos los presentan.

Eso nos pasa con las materias en el colegio cuando tenemos profesores aburridos o muy estrictos, en el trabajo, con jefes insoportables o con ciertos alimentos, cuando nos obligan a comerlos. No todas somos iguales y cuando nos presentan las cosas de una sola forma, nos limitan las posibilidades de que nos gusten.

El mundo del *fitness* no es la excepción. Se ha convertido en hacer dietas y sacrificios para rebajar. Además, a la hora de asumir que debemos hacer un cambio en nuestras vidas partimos de un "No soporto lo gorda que me veo", "Tengo que ir al gimnasio a matarme". Obviamente, si ya estamos empezando desde ese punto, de "¡que fastidio!", estamos asociando todo lo negativo a algo que es positivo.

El *fitness* se ha convertido en algo externo porque siempre queremos vernos bien y la sociedad le está dando demasiada importancia a lo visual. Además, ahora con las redes sociales todo es una foto: de abdominales, de la ropa, de las diferentes partes del cuerpo. De paso seguimos a algunos "influenciadores" que lo que venden es el resultado y se olvidan del proceso que es mucho más fascinante que la meta.

Nos han dicho que hacer ejercicios es positivo, pero para la mayoría de la gente nace desde lo negativo. Así que mueve un poco tu punto de vista. Para empezar, da gracias por estar viva, por tu cuerpo, tus manos y tu corazón latiente. Míralo desde un punto de vista del agradecimiento por lo que tienes. ¡Celebra lo que tienes, amiga! ¡honra tu cuerpo!

El otro punto que dificulta el proceso es que nos venden una idea "talla única" ¿Quién dijo que siempre tenemos que tener la cintura mucho más pequeña que las caderas? Sabemos lo que es bonito, el ojo lo reconoce, pero la referencia debes ser tú. Una mejor versión de ti misma cada día. La mejor versión de ti no tiene que ser de 120 o 130 libras. Porque a lo mejor tú en 130 libras eres una amargada, desnutrida e infeliz. Esa no es la mejor versión de ti: "amargada porque tienes hambre". Se trata de conseguir un espacio, un punto en el que estés sana, te sientas bella y feliz.

Amiga, todas queremos vernos lindas, nos queremos ver delgadas, duras, sin celulitis y eso está bien. Lo que quiero que entiendas, es que para llegar a verte así, hace falta que disfrutes del proceso y de todos los beneficios que trae el comer bien y hacer ejercicios. Solo entendiendo y disfrutando, lograrás que sea un cambio permanente y sobre todo, ¡que seas feliz!

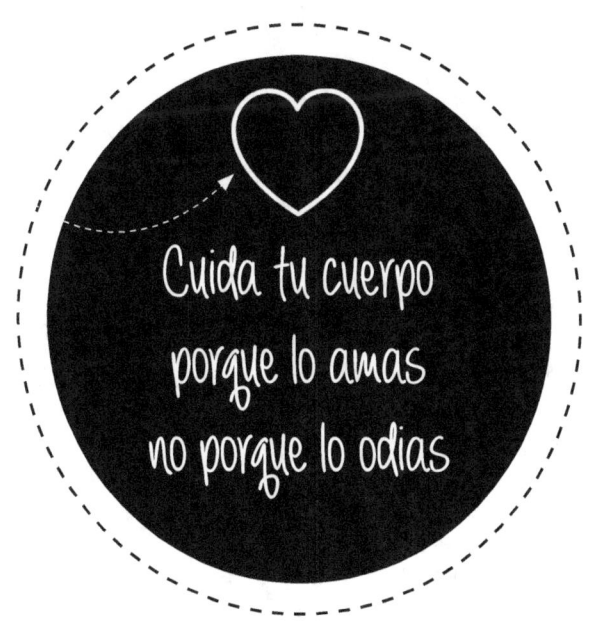

Los beneficios de hacer ejercicio

Hacer ejercicios debe ser la experiencia de vivirlos, no el resultado. El resultado es la consecuencia del día a día. No es algo que vas a hacer por dos semanas y lo vas dejar, porque el cuerpo es agradecido y así como en tres meses ves resultados, si lo dejas, en un mes vuelves atrás. Así que para empezar, hay que disfrutar el día a día. Aunque nos vendan que el fitness es solo lo físico, puedes aprender a enfocarte en los beneficios adicionales del ejercicio en sí y ver, con el tiempo, tu nuevo cuerpo como resultado de este cambio de estilo de vida.

Hacer ejercicios es muy importante, no solo por el resultado físico, por el abdomen plano y los glúteos firmes; sino también por el desempeño del cuerpo que necesita moverse para que funcione como debe ser. Según la Organización Mundial de la Salud (OMS) la falta de actividad física contribuye al 17 % de las enfermedades del corazón y diabetes, el 12 % de las caídas de los ancianos, y el 10 % de los casos de cáncer de mama y colon.

Es importante no solo para verte espectacular mientras estás joven, sino también para el futuro. Piensa en esto: cada vez somos más longevos. De acuerdo a datos del Centro de Control de Enfermedades de

Estados Unidos, la esperanza de vida es de 78.8 años. Así que hay que prepararse desde temprano para llegar a esa edad en las mejores condiciones físicas posibles y disfrutar la vida. Lo ideal es llegar a esa edad en buenas condiciones, como el vino, y agradecido por todo lo que disfrutamos durante la juventud. Porque tampoco es que vas a estar desde los 30 frustrada con tu cuerpo que nunca te gustó y darte cuenta demasiado tarde que no disfrutaste cuando tenías posibilidades de brincar, saltar, bailar, de usar el cuerpo.

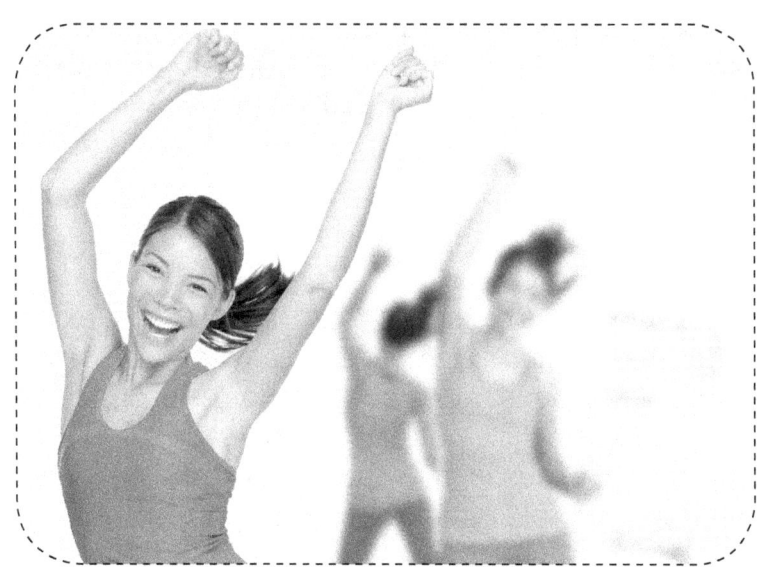

Beneficios Emocionales

Así como el azúcar y los carbohidratos nos disparan endorfinas, conocidas como las hormonas de la felicidad, el ejercicio también; pero con doble ventaja: una es que en vez de engordar, vas a adelgazar y la otra es que el efecto es más duradero. El ejercicio genera una energía que a nivel de la química interna, promueve ciertos neurotransmisores que generan una sensación de plenitud. Es como comerse un chocolate, pero con un efecto más duradero. Además, reduce la tensión y el estrés, reduce el nivel de depresión y el aislamiento social, baja los niveles de agresividad, ira y angustia, y por si fuera poco, aumenta el estado de alerta, la capacidad para enfocarse y la autoestima. Hacer ejercicios te quita el estrés y te relaja.

Energía

Para poder llevar el ritmo que la vida nos exige, hace falta tener más energía y, contrario a lo que normalmente pensamos, el ejercicio te la da, no te la quita. Vivimos siempre cansados y de hecho, es una de las excusas más comunes para no hacer ejercicios. Pero el cuerpo se hizo para moverse y mientras más se mueve, más energía tiene. Fíjate que cuando te levantas en la mañana, te toma un tiempo agarrar el ritmo ¿vedad? Tú puedes pasar todo el día en ese letargo, pero si empiezas a mover el cuerpo o a hacer ejercicio, comienzas a sentir más energía. Es decir, una vez que el cuerpo comienza el proceso de obtener la energía que necesita con el ejercicio, más la produce. A la larga, hacer ejercicios reduce la sensación de fatiga.

Salud

Al mover tu cuerpo mejoras las funciones del sistema respiratorio y cardiovascular. Además fortaleces los músculos, mejoras la forma y resistencia física, regulas la presión arterial, incrementas o mantienes la densidad ósea previniendo la aparición de la osteoporosis. El ejercicio regular, mejora la resistencia a la insulina, ayuda a mantener el peso corporal, aumenta el tono y la fuerza muscular. También mejora la flexibilidad y la movilidad de las articulaciones.

Por último y no menos importante, incrementa la utilización de la grasa corporal y mejora el control del peso, es decir ¡adelgazas! En conclusión, la actividad física regular, incrementa tu bienestar general.

Eso explica por qué tanta gente hace ejercicios. ¡Nadie va a pasar por los dolores musculares que se sienten al principio si no tiene otra recompensa! Si lo único que vas a obtener es un cuerpo diferente, vas a un cirujano. Esa no es la verdadera ventaja de hacer ejercicios. Concentrarnos solo en el cuerpo que vamos a tener sin disfrutar de las otras ventajas, es como si fuéramos a la universidad pensando solo en el título, dejando a un lado todas las vivencias, la diversión y los aprendizajes de los años de carrera. ¡Van a ser los años más largos de tu vida! Piensa en el camino, piensa en el disfrute del día a día, piensa en lo que estás ganando en salud, en cada pequeña victoria y ¡celebra una nueva vida!

Ese Primer paso

Un primer paso no te va a llevar a tu meta, pero al menos te saca de donde estás en este momento. Yo lo sé, es difícil arrancar, pero una vez que estés haciendo ejercicio, vas a agradecer que comenzaste. Esa energía y felicidad se sienten, incluso se sienten hasta momentos de euforia. A lo mejor no el primer día, a lo mejor la segunda vez te da flojera. No te preocupes, es de a poco. Pero ten algo en cuenta, solo toma 21 días formar un hábito. Así que si pones de tu parte y te enfocas en el ejercicio en sí, en las sensaciones que produce; sin darte cuenta, llegas a esos **21 días claves, para que se convierta en un hábito difícil de abandonar.**

Hay para todos

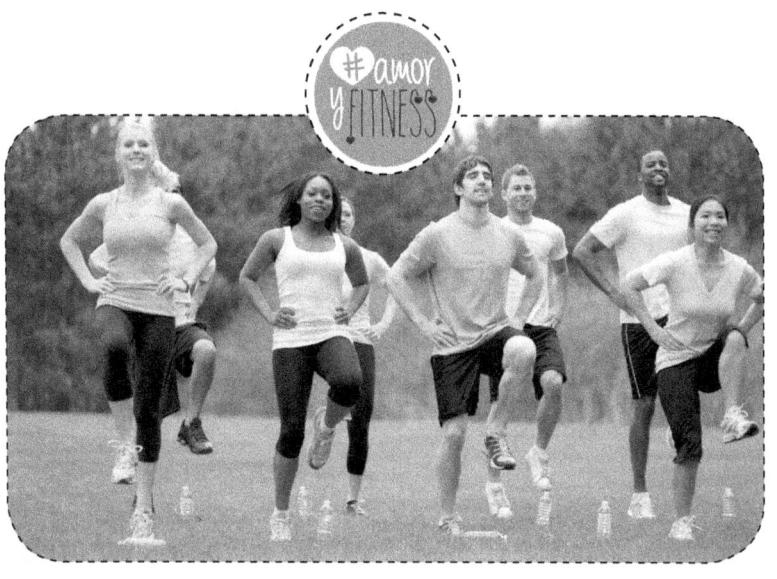

Entre las excusas más comunes que recibo día a día están: "No tengo tiempo" "No tengo con qué pagar" "No me gusta eso". Yo no lo pongo en duda porque no todos tenemos el mismo tiempo disponible, ni el mismo presupuesto, ni los mismo gustos. Pero como siempre, si movemos el foco y cambiamos el punto de vista, te puedes dar cuenta de que no es necesario contar con mucho tiempo, ni hace falta mucho dinero, ni tienes que limitarte a un solo tipo de ejercicio. ¡Lo importante es moverse!

Sólo tienes que experimentar y escoger los tipos de ejercicios que necesitas, pero sobre todo, los que van acorde con tu personalidad. Por ejemplo, hay gente sociable, que disfruta de la compañía de otros y las actividades en grupo. Si eres de esas personas, anótate en un gimnasio o en algún deporte de equipo. Igual si te gusta bailar, hay cantidades de gimnasios que ofrecen clases de baile. Pero si prefieres estar a solas y aprovechar de hacer ejercicios mientras relajas la mente, prueba caminar, correr o trotar. Incluso, las clases de yoga o tai chí, aunque sean en grupo, te permiten ejercitar tu cuerpo y equilibrar mente y espíritu de manera muy íntima ¡Ese es tu momento contigo misma!

Además, puedes aprovechar los espacios abiertos de tu ciudad como los parques, montañas o playas. También puedes aprovechar de compartir con tus amigas, tu pareja o tus hijos. Quítate la presión de encima. No pienses en que tienes que adelgazar porque estás gorda, sino en lo bien que te vas a sentir, en lo que vas a disfrutar mientras haces ejercicio.

. . .

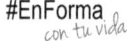

La transformación de afuera hacia adentro

Sea cual sea tu caso, quiero compartir contigo los trucos que tienes que saber para que puedas aprovechar a tu favor la actividad física que decidas hacer, por ejemplo: los movimientos básicos del cuerpo, los ejercicios cardiovasculares, los de resistencia y algunos ejemplos para que te sirvan de guía.

Los cuatro movimientos básicos del cuerpo son:
• **Agacharse y pararse:** las rodillas solo pueden hacer ese movimiento de agacharse y pararse. No importa en el ángulo en el que lo hagas, ese es el movimiento que puede hacer tu rodilla.
• **Empujar**: Todo lo que lleves de tu cuerpo hacia fuera es empujar y trabaja el pecho y los tríceps.
• **Halar:** Todo lo que traigas de afuera hacia tu cuerpo es halar y va a trabajar tu espalda, los hombros y los bíceps.
• **Rotar**: Cualquier parte del cuerpo que gires en torno a su propio eje, como la cintura, los brazos, la cabeza, las piernas.

Estos movimientos los puedes combinar para trabajar tus músculos hasta en tu casa. Si te gusta, puedes agregarle música y bailar o incluso, los puedes hacer mientras limpias. Lo importante es mover el cuerpo repetidamente para que pongas a trabajar los músculos. Pero si prefieres una guía, puedes seguir los ejercicios que te dejamos acá. También me puedes seguir en las redes sociales para ir actualizándote a diario con nuevos ejercicios:

www.AdrianaMartin.com
eMail: adriana@adrianamatin.com
Teléfono: +1(954) 292-4105
Instagram:@AdrianaMartinFit
Facebook: www.facebook.com/AdrianaMartinFit
Twitter: @AdrianaMartin_

Como te decía en el capítulo anterior, aparte de la alimentación, hay dos componentes más que ayudarán a que tu metabolismo trabaje eficientemente. Estos son los ejercicios **cardiovasculares** y los de **resistencia**.

• • •

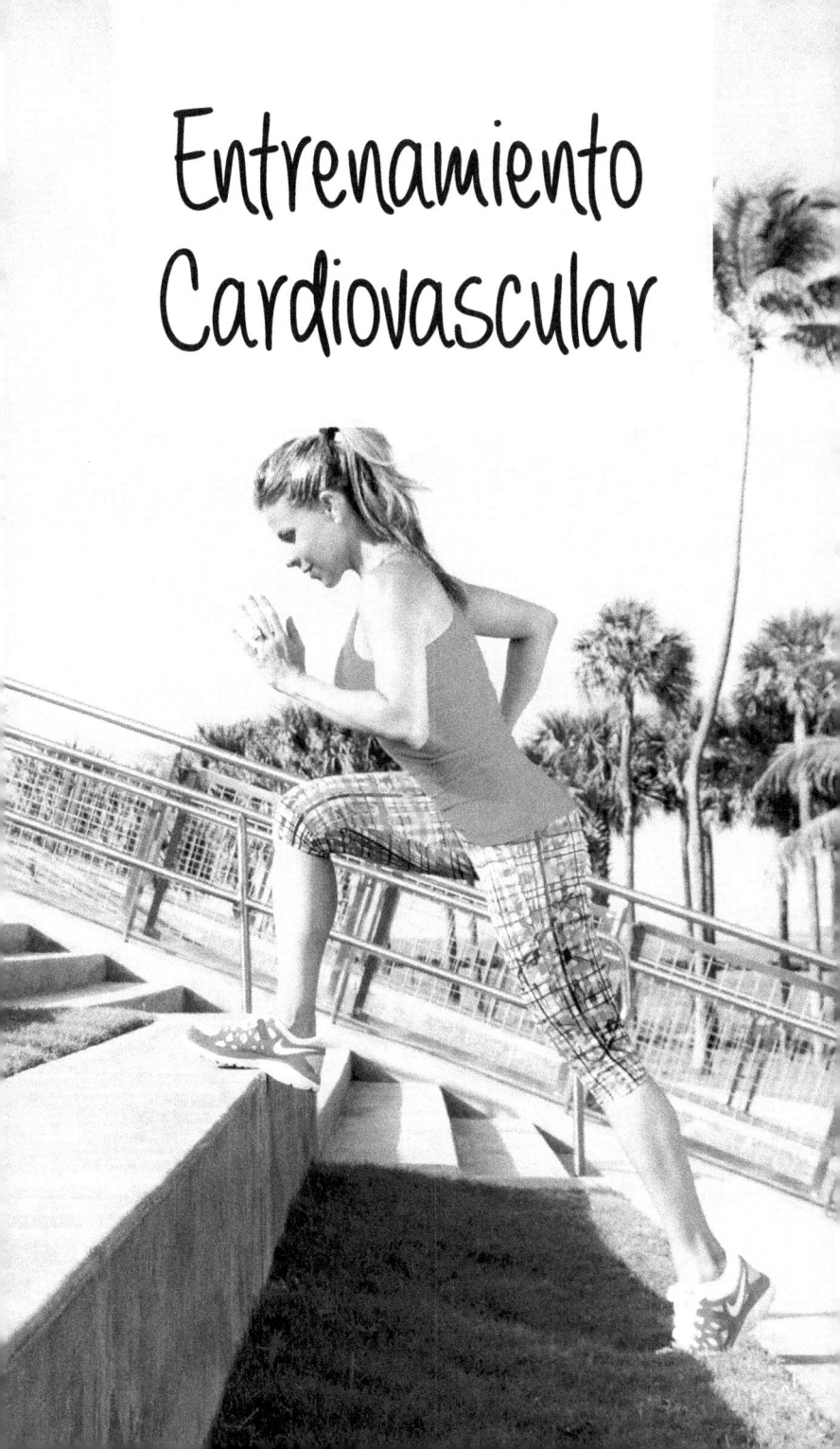

Entrenamiento
Cardiovascular

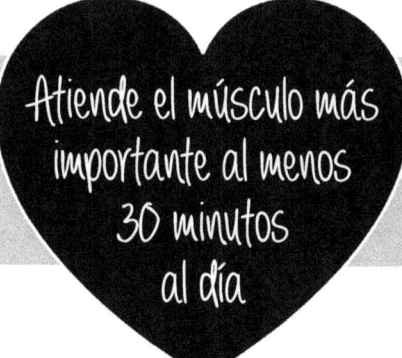

Atiende el músculo más importante al menos 30 minutos al día

El ejercicio aeróbico es un componente esencial para la quema de la grasa corporal. Además ayuda a controlar el colesterol, la diabetes y la presión arterial mediante el aumento de la capacidad del corazón, poniéndolo a trabajar de manera eficiente. Pero el exceso del mismo podría conducir a pérdida de tejido muscular y por lo tanto reducir la velocidad del metabolismo. Así que hay que hacerlos sin excederse y acompañarlos con ejercicios de resistencia.

Uno de los grandes beneficios del entrenamiento cardiovascular es que disminuye el ritmo cardíaco. El corazón es un músculo y con el ejercicio cardiovascular el corazón se vuelve más eficiente, aumentando así su capacidad de realizar más trabajo con menos esfuerzo.

Cuando realices cualquier actividad cardiovascular es natural que sudes, esto no es un indicativo de que estés perdiendo grasa. La sudoración es simplemente la forma como nuestro cuerpo se enfría, liberando todo el calor en forma de sudor.

Teniendo en cuenta que tu corazón es el músculo más importante del cuerpo, trata de realizar al menos 30 minutos diarios de algún ejercicio cardio o mejor aún, combínalos dentro de tus ejercicios de resistencia para que tengan un efecto metabólico y quemador de grasa.

. • •

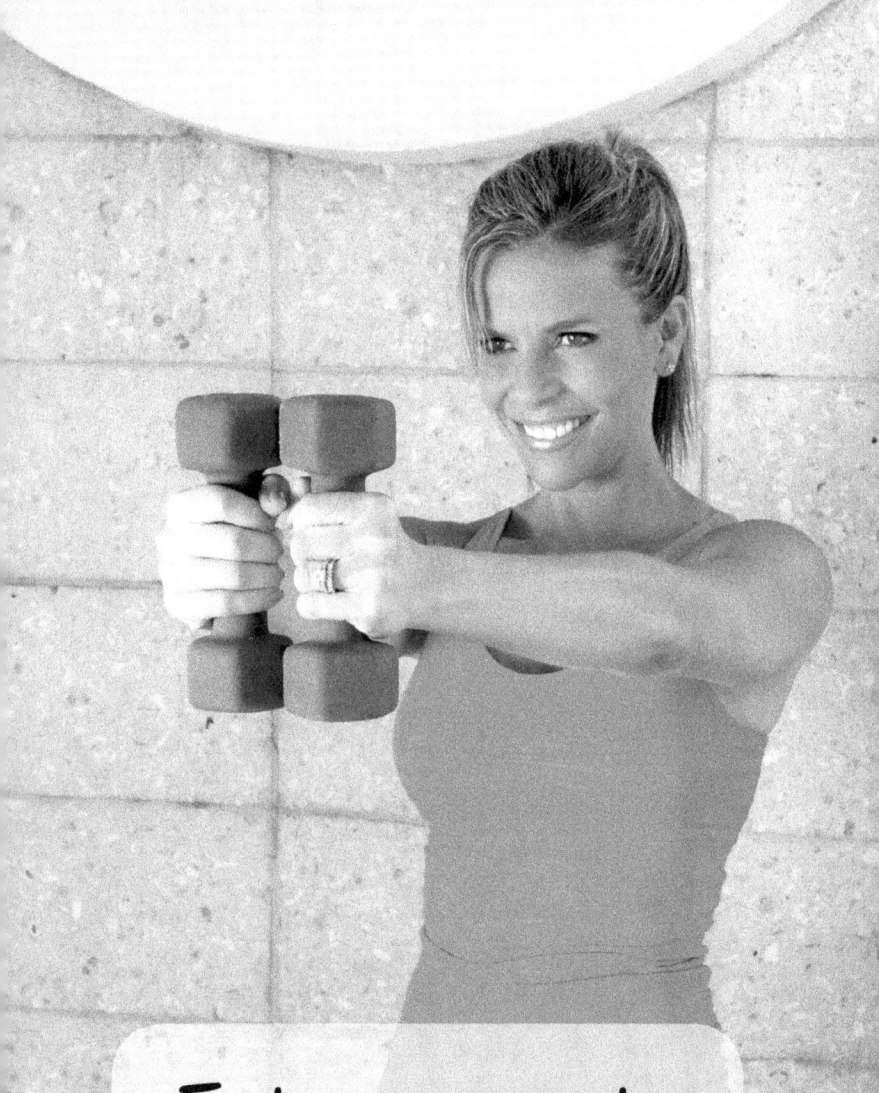

Entrenamiento de Resistencia

Al igual que la comida, ¡los músculos también son térmicos! Lo que significa que mientras más tejido muscular tengas en tu cuerpo mayor será su capacidad para quemar grasa. Por esa razón, es importante entrenar los músculos con ejercicios de resistencia, ya que así los haces más grandes. Además, los músculos son como los ladrillos de tu cuerpo, por lo tanto, deberías trabajar constantemente en la tonificación y en su forma.

Algunos consejos para ayudarte a obtener un entrenamiento de resistencia con eficacia:

1. Conoce tu nivel de condición física: si eres principiante, comienza con movimientos lentos, poco peso y pocas repeticiones.

2. Progreso: a medida que vayas ejercitándote, ve aumentando la velocidad, el peso y las repeticiones.

3. Descanso: es importante entrenar duro, pero también es muy importante dejar que todos tus músculos se recuperen, en este proceso es cuando van tomando forma.

4. Establece metas: con el fin de mantenerte motivada, es bueno establecer metas pequeñas pero consistentes de acondicionamiento físico personal.

5. Medida: asegúrate de seguir tu progreso semanalmente (peso, repeticiones, series, etc.)

Rutinas Metabólicas
de 20 minutos

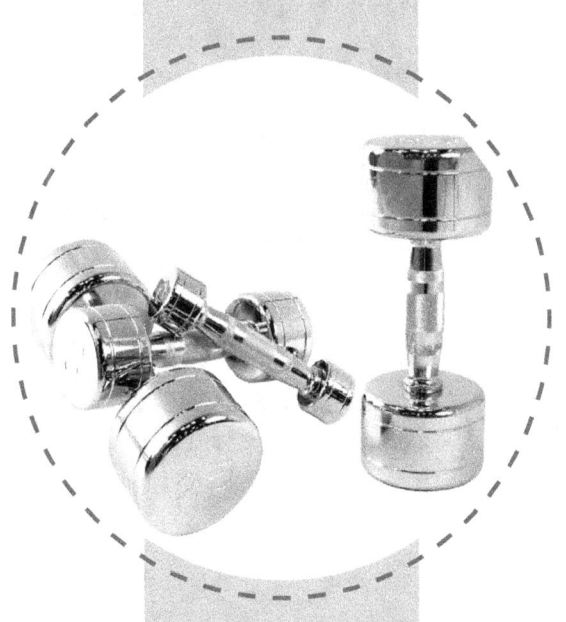

Plancha con Elevación de Pierna

Este ejercicio tonifica el cuerpo entero, brazos, abdominales, glúteos y piernas.

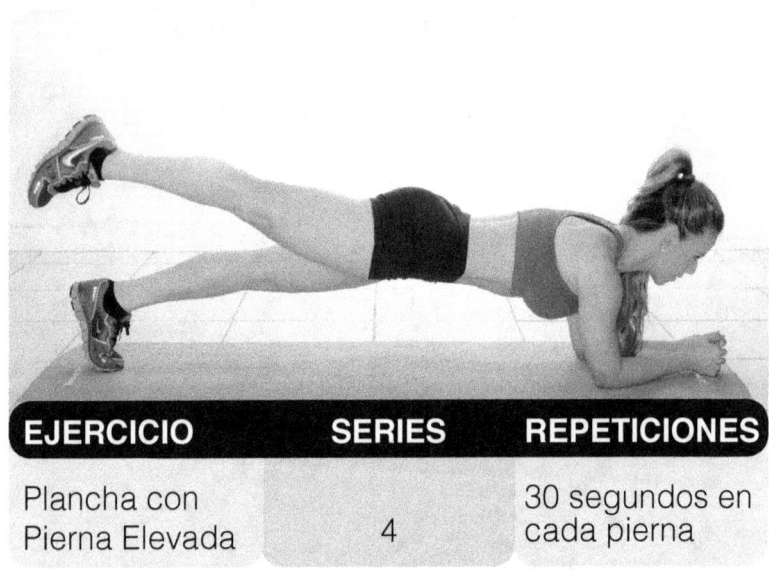

EJERCICIO	SERIES	REPETICIONES
Plancha con Pierna Elevada	4	30 segundos en cada pierna

INDICACIONES

1. Colócate en posición de plancha con los codos en el piso.

2. Eleva la pierna derecha y mantenla suspendida por 30 segundos.

3. Cambia a la pierna izquierda y mantenla elevada por 30 segundos.

#EnForma
con tu vida

Sentadillas en Plié

Este ejercicio tonifica la parte interna de las piernas.

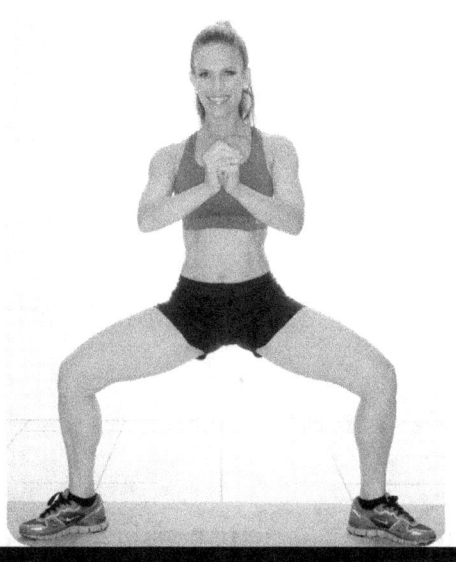

EJERCICIO	SERIES	REPETICIONES
Sentadilla en Plié	4	1 minuto

INDICACIONES

1. Comienza parada con piernas separadas y pies rotados hacia afuera.
2. Agáchate una y otra vez con la espalda recta por un minuto.

Levantamiento de Pierna Lateral

Este ejercicio tonifica caderas y cintura.

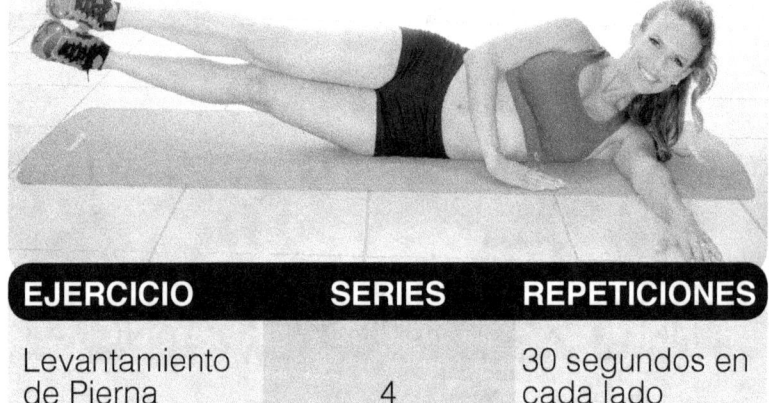

EJERCICIO	SERIES	REPETICIONES
Levantamiento de Pierna Lateral	4	30 segundos en cada lado

INDICACIONES

1. Acuéstate en posición lateral del lado derecho.
2. Sube y baja las dos piernas juntas por 30 segundos sin tocar el piso.
3. Cambiáte hacia el lado izquierdo y repite por 30 segundos.

Abdominales

Este ejercicio aplana el estómago.

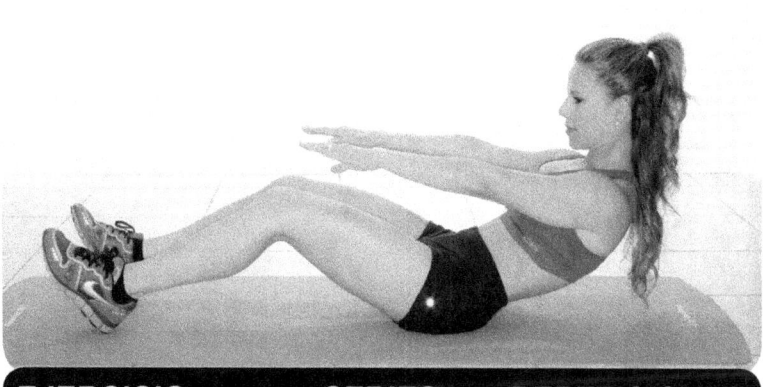

EJERCICIO	SERIES	REPETICIONES
Abdominal con Rodillas dobladas	4	1 minuto

INDICACIONES

1. Siéntate en el piso y dobla las rodillas.
2. Estira los brazos hacia adelante y lleva el tronco hacia atrás.
3. Activa los abdominales para proteger espalda.
4. Regresa a pisición inicial, repite una y otra vez por 1 minuto.

Bicicleta

Este ejercicio tonifica los abdominales.

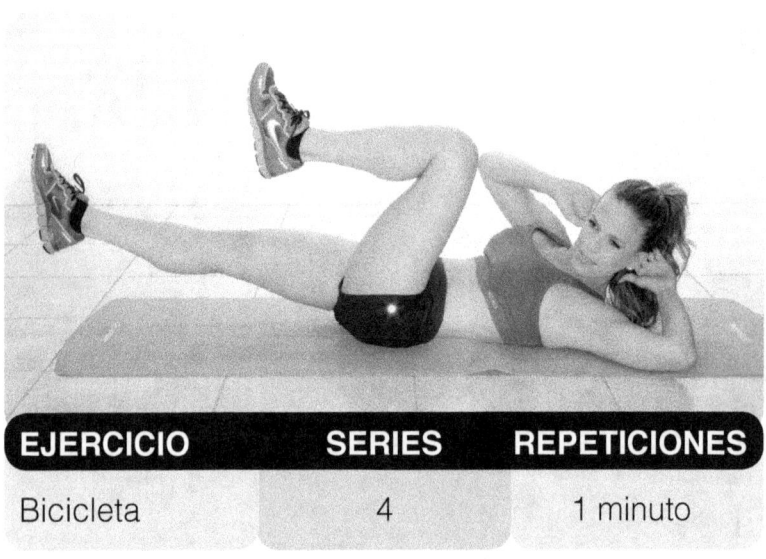

EJERCICIO	SERIES	REPETICIONES
Bicicleta	4	1 minuto

INDICACIONES

1. Acuéstate en el piso.
2. Lleva la rodilla derecha hacia el pecho.
3. Activa los abdominales para elevar y rotar el torso.
4. Cambia de lado y lado por un minuto.

#EnForma
con tu vida

Plancha Lateral
Este ejercicio encoje cintura

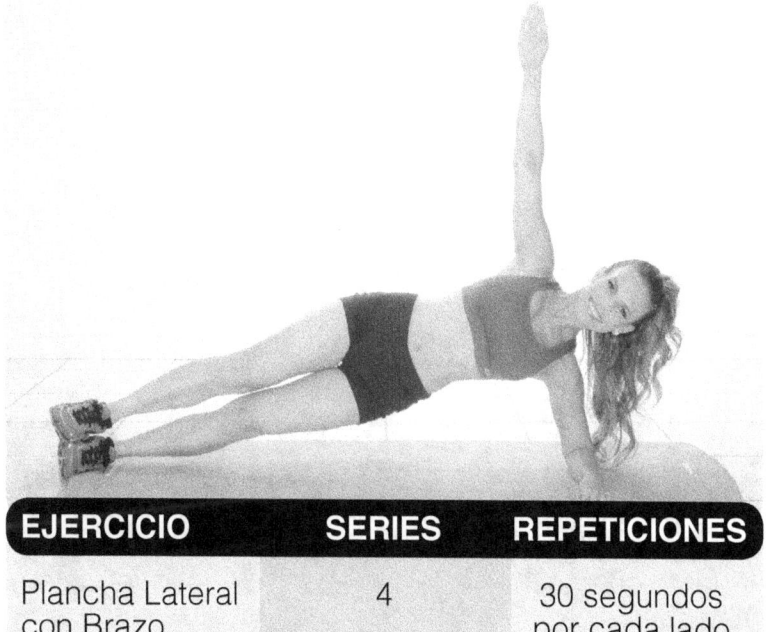

EJERCICIO	SERIES	REPETICIONES
Plancha Lateral con Brazo	4	30 segundos por cada lado

INDICACIONES

1. Colócate en posición de plancha lateral del lado derecho.
2. Eleva el brazo izquierdo hacia el techo.
3. Baja y sube la cadera repetidamente por 30 segundos.

Puente en una Pierna

Este ejercicio tonifica cola.

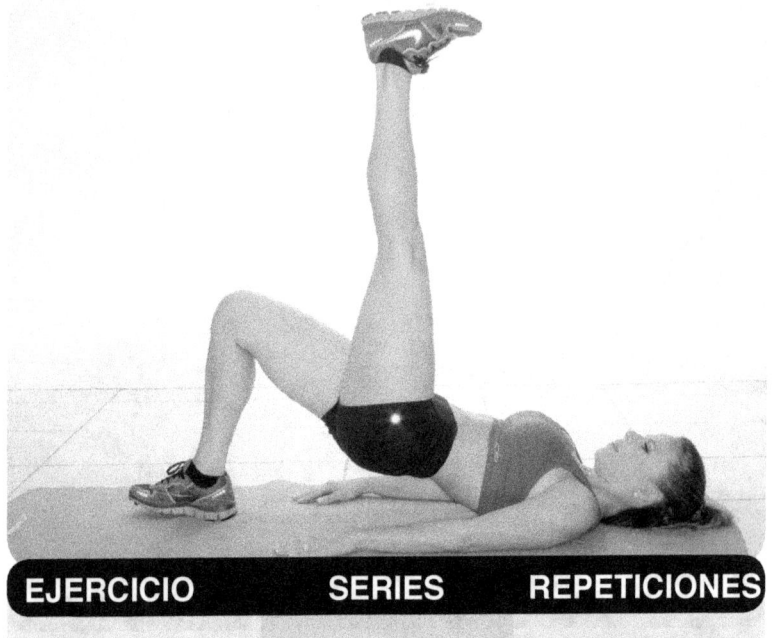

EJERCICIO	SERIES	REPETICIONES
Puente en una Pierna Levantada	4	30 segundos en cada pierna

INDICACIONES

1. Acuéstate en el piso con una rodilla doblada y la otra pierna extendida hacia el techo.
2. Sube y baja caderas repetidamente por 30 segundos.
3. Cambia de pierna y repite por 30 segundos más.

#EnForma
con tu vida

Tijera

Este ejercicio tonifica la parte delantera y
trasera de las piernas.

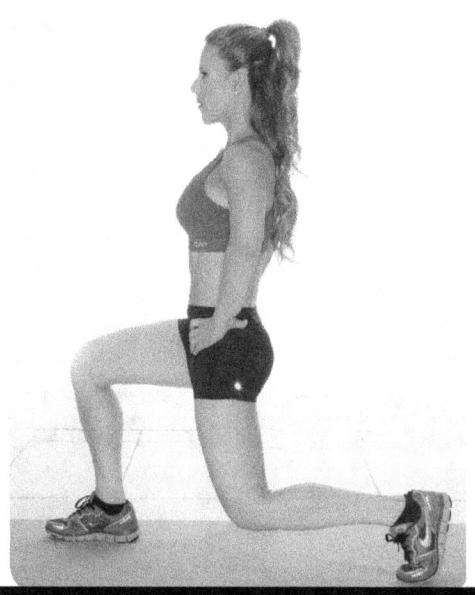

EJERCICIO	SERIES	REPETICIONES
Tijera	4	30 segundos en cada pierna

INDICACIONES

1. Abre las piernas en posición de tijera y agáchate.

2. Mantén la rodilla de adelante encima del talón y agáchate una y otra vez por 30 segundos.

3. Luego cambia de pierna y repite por 30 segundos más.

Plancha con Rotación de Pierna

Este ejercicio tonifica el cuerpo entero, brazos,
abdominales, glúteos y piernas

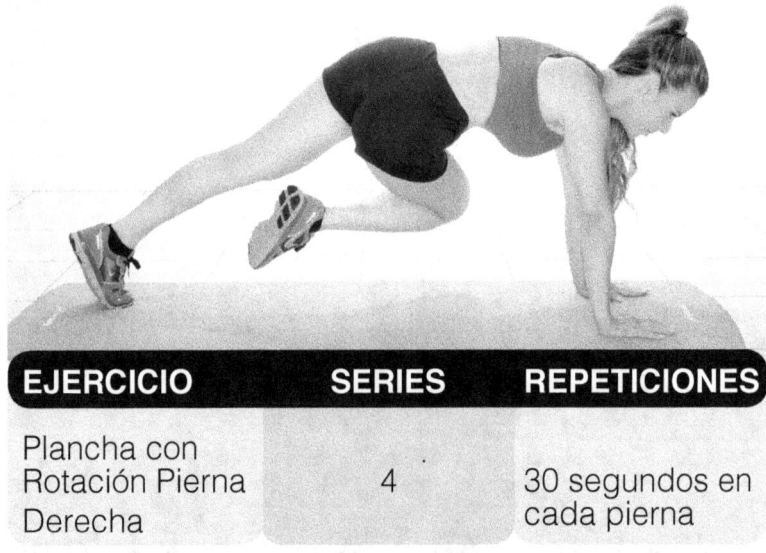

EJERCICIO	SERIES	REPETICIONES
Plancha con Rotación Pierna Derecha	4	30 segundos en cada pierna

INDICACIONES

1. Colócate en posición de plancha con las manos en el piso.

2. Lleva la rodilla derecha hacia el hombro izquierdo y luego extiene la pierna hacia atrás.

3. Repite este moviento una y otra vez por 30 segundos.

4. Cambia de pierna y repite el movimiento por 30 segundos con la pierna izquierda.

#EnForma
con tu vida

Ponte En forma por fuera

*T*en en cuenta tu edad y tus condiciones físicas antes de comenzar. Si es posible, ve al médico y hazte tus exámenes para estar segura de que puedes hacer cualquier tipo de ejercicio. Si quieres más rutinas, entra a EnFormaVIP.com

Prueba y Decide. Si no has hecho ejercicios antes o no has encontrado algo que te guste, aprovecha las ofertas y pases gratis que normalmente dan los gimnasios, ve a los parques de tu comunidad donde haya equipos deportivos, sal por tu cuenta, practica los ejercicios de guía que te dejo en este libro y en las redes. Prueba, que seguro vas a encontrar algo que te guste.

Juega con tus hijos. A veces se nos olvida, pero cuando estamos pequeños nuestra actividad física es mucho mayor que la de los adultos. Trata de jugar con ellos a la pelota, a saltar la cuerda, o a cualquiera de esos juegos que tanto les gusta. No solo vas a compartir tiempo con ellos, sino que además se van a ejercitar todos.

Comparte con tus amigas. Búscate una compañera o varias compañeras de aventura. Lo haces divertido, se animan la una a la otra y de paso fomentan la relación.

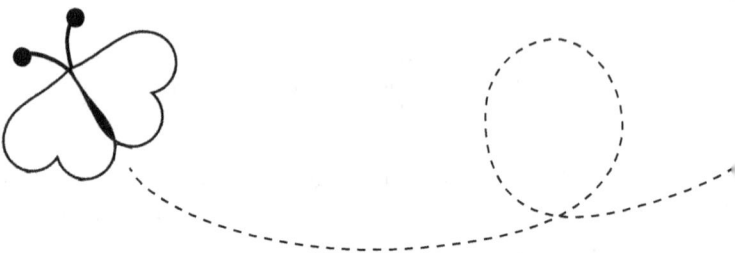

Cambia el auto por bicicleta o tus piernas. Fíjate en esas actividades que a veces por costumbre hacemos con el carro, pero que podrías hacer a pie o en bicicleta, como ir al mercado, al colegio de tus hijos, al banco. Puedes fijarte una distancia de un par de millas, por ejemplo, y todo lo que esté dentro de ese espacio lo haces a pie.

Disfruta el momento. Siente como la energía va en aumento, como vas adquiriendo más destrezas. Siente lo que eres por dentro, relaja tu mente y ¡Goza!

Celebra cada paso. Felicítate cada vez que superes una etapa, alcances una meta o sientas que estás más cerca de la persona que quieres ser.

Escoge una causa y apóyala. Muchas organizaciones hacen caminatas y carreras para apoyar sus causas como la lucha contra el cáncer, el autismo infantil, el medio ambiente. Anótate aunque sea en una al año y sentirás doble satisfacción porque apoyas una labor que te interesa y haces ejercicios.

Para vivir una vida En forma:

Siente más. Vive el momento, siente lo que está pasando a tu alrededor y lo que está pasando dentro de ti, lo bueno y lo malo.

Come para nutrir tu cuerpo. No sientas que te estás privando de algo. Come más de las cosas buenas. No se trata de llenarte de cualquier cosa ni comprar todo lo que hay disponible, come lo que tu cuerpo necesita y disfrútalo.

Muévete. Usa esos cuatro movimientos como más te guste: ve a un gimnasio, hazlo sola en tu casa, ponle música, sal a caminar o a correr, juega con tus hijos, comparte con tus amigas o aprovecha para ponerte en contacto contigo misma.

Únete. En Nuestra comunidad de Amor y Fitness encontrarás todo lo que necesitas para vivir **En Forma**. Si quieres más información sobre mi Programa de Transformación visita www.EnFormaVip.com

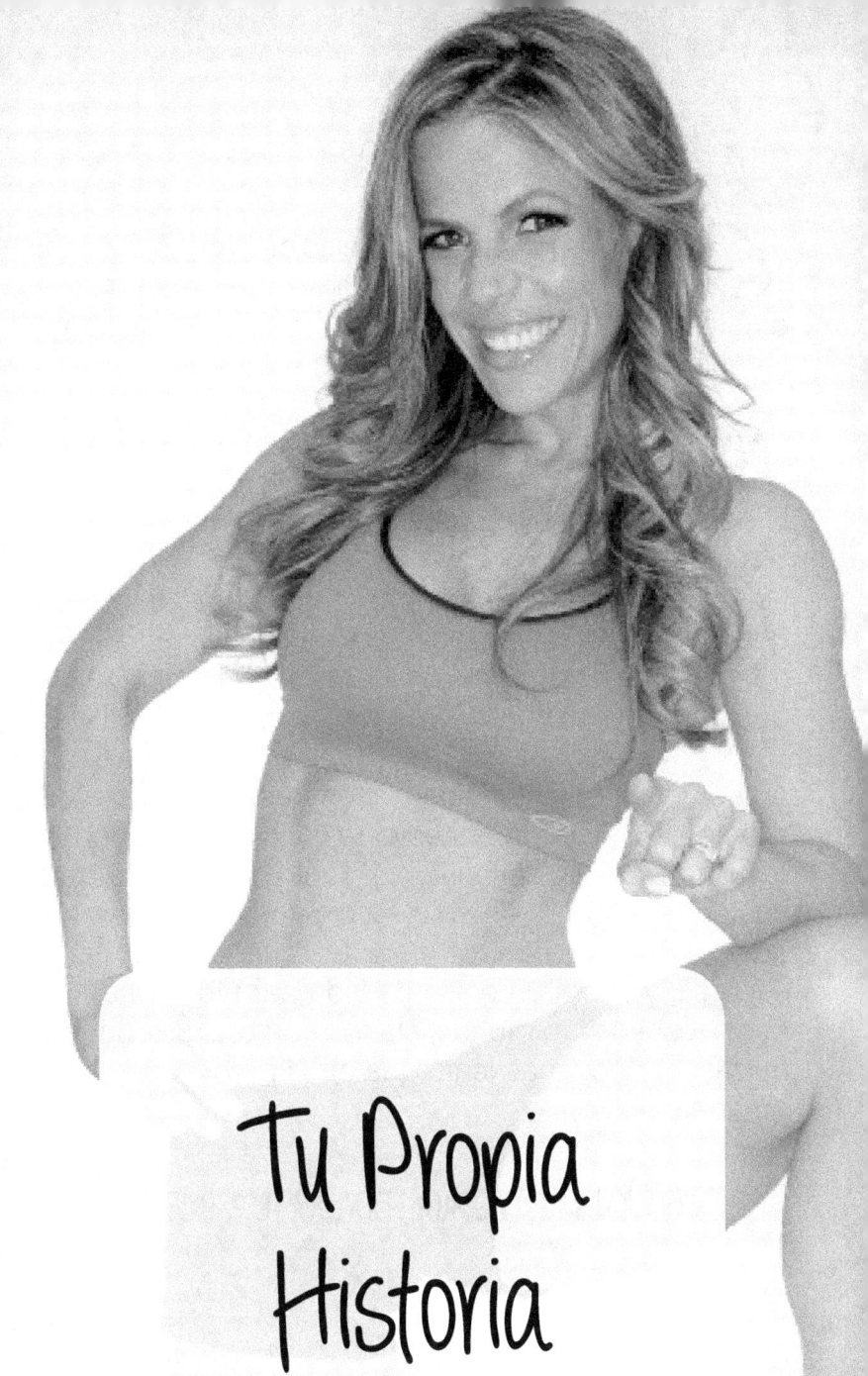

Tu Propia
Historia

*C*uando emprendes un camino de transformación, es importante que mantengas el foco en donde quieres llegar. A veces el camino no es tan recto como se quiere, pero está bien que hagas ajustes.

Anota tus metas, los avances, lo que aprendes. Esa será tu bitácora en esta aventura que comienzas hacia la persona que quieres ser.

Llevando un diario puedes aprender sobre ti misma: qué funciona, qué te cuesta, qué te gusta. Pero además te permite revisar tu proceso interno y por qué no, sentirte orgullosa de tus logros.

Antes de terminar, quiero compartir contigo una excelente noticia: todos estos ejercicios que pueden resultarte tediosos al principio. Tanto pensar, analizar, anotar, en algún momento se convertirán en hábitos que serán parte de tu vida. Sí, cuando menos lo esperes, ya será un estilo de vida para ti, tan natural como respirar… profundo. De eso se trata, un proceso, quizás un poco más lento que otros pero mucho más duradero.

¡No busques amor, conviértete en él!

Consejos finales

• **Conócete a ti misma.** No hay recetas mágicas que funcionen para todas. Lo que si funciona es que sepas por qué estás en la situación actual y conocer cuales son las claves para llegar a estar **En Forma** con tu vida, para ir adaptándolas a tu realidad. Por ejemplo, qué es lo que te hace comer de más, qué te causa ansiedad, qué tipos de ejercicios no te gustan; son cosas que vas a ir descubriendo. La receta para que funcionen las recomendaciones, está en tus mano. Claro, también estoy a tu alcance para acompañarte en este proceso con mi programa En Forma VIP y las redes.

• **No lo veamos como un juego de premio y castigo.** ¡Olvídate de eso! Hazlo por ti, con gusto, con amor, con todo el agradecimiento, por honrarte a ti misma. No te castigues duramente, disfruta el proceso de descubrir la mejor versión de ti misma.

• **Descubre qué te hace comer por comer.** ¿Es la angustia? ¿El trabajo te estresa? ¿Tu relación de pareja? ¿La soledad? Trata de identificar y solucionar el problema. Si es necesario, busca ayuda profesional. Pero si son circunstancias que no puedes cambiar, al menos por el momento, quítales el control. No dejes que tu jefe con su mala cara te mande directo a la máquina de *snacks* a comprarte unas papas fritas.

• **Descubre qué alimentos no puedes parar de comer una vez que empieza.** Si eres de las que no puedes parar hasta que te terminas el litro completo de helado, no compres helado. Compra otra cosa, a lo mejor un chocolate oscuro que te complazca el antojo con una cantidad mucho menor.

• **El valor de la respiración.** Recuerda que respirar no es solo un reflejo involuntario que nos mantiene vivos. Es una fuente inagotable de energía que además nos da paz y nos permite ponernos en contacto con nosotras mismas y recuperar el equilibrio que perdimos durante el día.

• **Escoge un ejercicio que te guste, que vaya con tu personalidad.** Ya sea actividades en equipo o individuales, de competencia o de colaboración, en gimnasios o en tu propia casa. Explora tu vecindario, a lo mejor hay lugares espectaculares para poner en práctica una vida más activa. Ponle música o aromas. Haz de tu espacio de ejercicios un lugar en el que te puedas sentir feliz y en contacto contigo misma.

• **Invita a tus seres queridos.** Hazlos parte de este proceso de cambio. Te servirán de apoyo, de colaboradores y además, disfrutarán ellos también de los beneficios de estar **En Forma**.

Tu Propia Bitácora

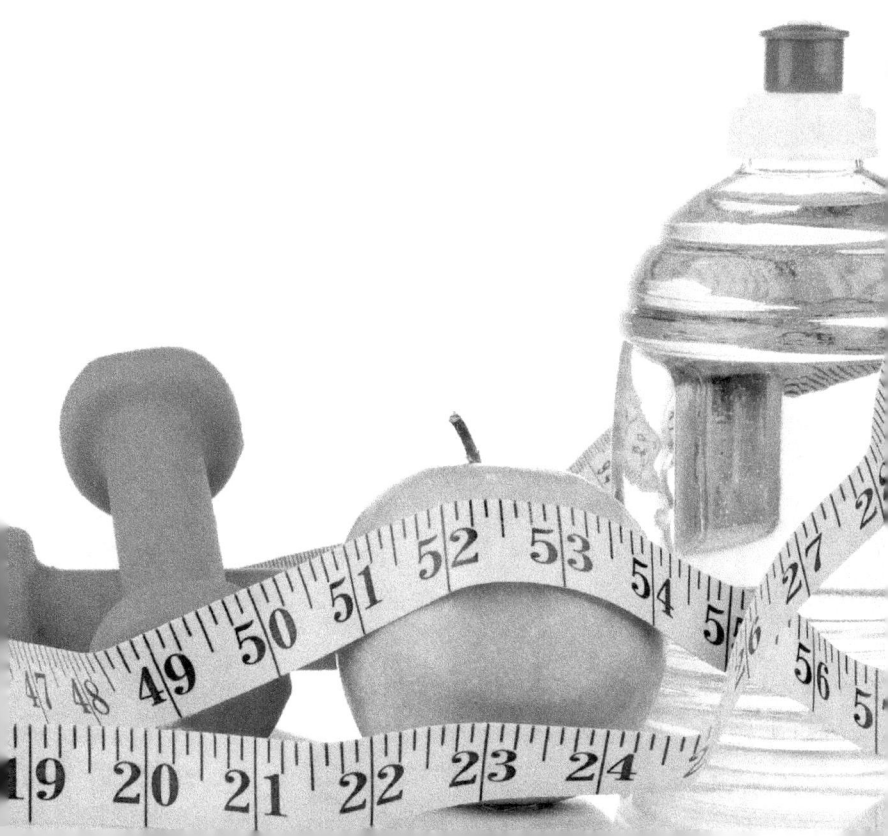

Semana 1

Peso inicial _____ Peso final _____

Alguna situación que te haya sacado de tu plan:

_____

_____

Algo que aprendiste de ti:

_____

_____

Algo que aprendiste para apoyar tu plan:

_____

_____

LUNES

Desayuno _____

Merienda _____

Almuerzo _____

Merienda _____

Cena _____

Ejercicio del día _____

¿Cocinaste o compraste la comida? _____

¿Cómo te sentiste? _____

Lo que te costó más _____

Lo que más te gustó _____

MARTES

Desayuno _____

Merienda _____

Almuerzo _____

Merienda _____

Cena _____

Ejercicio del día _____

¿Cocinaste o compraste la comida? _____

¿Cómo te sentiste? _____

Lo que te costó más _____

Lo que más te gustó _____

MIÉRCOLES

Desayuno _____

Merienda _____

Almuerzo _____

Merienda _____

Cena _____

Ejercicio del día _____

¿Cocinaste o compraste la comida? _____

¿Cómo te sentiste? _____

Lo que te costó más _____

Lo que más te gustó _____

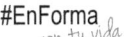

JUEVES

Desayuno _____

Merienda _____

Almuerzo _____

Merienda _____

Cena _____

Ejercicio del día _____

¿Cocinaste o compraste la comida? _____

¿Cómo te sentiste? _____

Lo que te costó más _____

Lo que más te gustó _____

VIERNES

Desayuno _____

Merienda _____

Almuerzo _____

Merienda _____

Cena _____

Ejercicio del día _____

¿Cocinaste o compraste la comida? _____

¿Cómo te sentiste? _____

Lo que te costó más _____

Lo que más te gustó _____

#EnForma
con tu vida

SÁBADO

Desayuno _____

Merienda _____

Almuerzo _____

Merienda _____

Cena _____

Ejercicio del día _____

¿Cocinaste o compraste la comida? _____

¿Cómo te sentiste? _____

Lo que te costó más _____

Lo que más te gustó _____

DOMINGO

Desayuno _____

Merienda _____

Almuerzo _____

Merienda _____

Cena _____

Ejercicio del día _____

¿Cocinaste o compraste la comida? _____

¿Cómo te sentiste? _____

Lo que te costó más _____

Lo que más te gustó _____

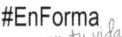

Semana 2

Peso inicial _____ Peso final _____

Alguna situación que te haya sacado de tu plan:

_____

_____

Algo que aprendiste de ti:

_____

_____

Algo que aprendiste para apoyar tu plan:

_____

_____

LUNES

Desayuno _____

Merienda _____

Almuerzo _____

Merienda _____

Cena _____

Ejercicio del día _____

¿Cocinaste o compraste la comida? _____

¿Cómo te sentiste? _____

Lo que te costó más _____

Lo que más te gustó _____

#EnForma
con tu vida

MARTES

Desayuno _____

Merienda _____

Almuerzo _____

Merienda _____

Cena _____

Ejercicio del día _____

¿Cocinaste o compraste la comida? _____

¿Cómo te sentiste? _____

Lo que te costó más _____

Lo que más te gustó _____

MIÉRCOLES

Desayuno _____

Merienda _____

Almuerzo _____

Merienda _____

Cena _____

Ejercicio del día _____

¿Cocinaste o compraste la comida? _____

¿Cómo te sentiste? _____

Lo que te costó más _____

Lo que más te gustó _____

 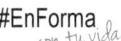

JUEVES

Desayuno _____

Merienda _____

Almuerzo _____

Merienda _____

Cena _____

Ejercicio del día _____

¿Cocinaste o compraste la comida? _____

¿Cómo te sentiste? _____

Lo que te costó más _____

Lo que más te gustó _____

VIERNES

Desayuno _____

Merienda _____

Almuerzo _____

Merienda _____

Cena _____

Ejercicio del día _____

¿Cocinaste o compraste la comida? _____

¿Cómo te sentiste? _____

Lo que te costó más _____

Lo que más te gustó _____

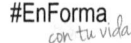
#EnForma con tu vida

SÁBADO

Desayuno _____

Merienda _____

Almuerzo _____

Merienda _____

Cena _____

Ejercicio del día _____

¿Cocinaste o compraste la comida? _____

¿Cómo te sentiste? _____

Lo que te costó más _____

Lo que más te gustó _____

DOMINGO

Desayuno _____

Merienda _____

Almuerzo _____

Merienda _____

Cena _____

Ejercicio del día _____

¿Cocinaste o compraste la comida? _____

¿Cómo te sentiste? _____

Lo que te costó más _____

Lo que más te gustó _____

 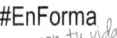

Semana 3

Peso inicial _____ Peso final _____

Alguna situación que te haya sacado de tu plan:

_____

_____

Algo que aprendiste de ti:

_____

_____

Algo que aprendiste para apoyar tu plan:

_____

_____

LUNES

Desayuno _____

Merienda _____

Almuerzo _____

Merienda _____

Cena _____

Ejercicio del día _____

¿Cocinaste o compraste la comida? _____

¿Cómo te sentiste? _____

Lo que te costó más _____

Lo que más te gustó _____

MARTES

Desayuno _____

Merienda _____

Almuerzo _____

Merienda _____

Cena _____

Ejercicio del día _____

¿Cocinaste o compraste la comida? _____

¿Cómo te sentiste? _____

Lo que te costó más _____

Lo que más te gustó _____

MIÉRCOLES

Desayuno _____

Merienda _____

Almuerzo _____

Merienda _____

Cena _____

Ejercicio del día _____

¿Cocinaste o compraste la comida? _____

¿Cómo te sentiste? _____

Lo que te costó más _____

Lo que más te gustó _____

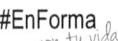

JUEVES

Desayuno _____

Merienda _____

Almuerzo _____

Merienda _____

Cena _____

Ejercicio del día _____

¿Cocinaste o compraste la comida? _____

¿Cómo te sentiste? _____

Lo que te costó más _____

Lo que más te gustó _____

VIERNES

Desayuno _____

Merienda _____

Almuerzo _____

Merienda _____

Cena _____

Ejercicio del día _____

¿Cocinaste o compraste la comida? _____

¿Cómo te sentiste? _____

Lo que te costó más _____

Lo que más te gustó _____

SÁBADO

Desayuno _____

Merienda _____

Almuerzo _____

Merienda _____

Cena _____

Ejercicio del día _____

¿Cocinaste o compraste la comida? _____

¿Cómo te sentiste? _____

Lo que te costó más _____

Lo que más te gustó _____

VIERNES

Desayuno _____

Merienda _____

Almuerzo _____

Merienda _____

Cena _____

Ejercicio del día _____

¿Cocinaste o compraste la comida? _____

¿Cómo te sentiste? _____

Lo que te costó más _____

Lo que más te gustó _____

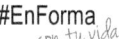

Semana 4

Peso inicial _____ Peso final _____
Alguna situación que te haya sacado de tu plan:

_____

_____

Algo que aprendiste de ti:

_____

_____

Algo que aprendiste para apoyar tu plan:

_____

_____

LUNES

Desayuno _____

Merienda _____

Almuerzo _____

Merienda _____

Cena _____

Ejercicio del día _____

¿Cocinaste o compraste la comida? _____

¿Cómo te sentiste? _____

Lo que te costó más _____

Lo que más te gustó _____

MARTES

Desayuno _____

Merienda _____

Almuerzo _____

Merienda _____

Cena _____

Ejercicio del día _____

¿Cocinaste o compraste la comida? _____

¿Cómo te sentiste? _____

Lo que te costó más _____

Lo que más te gustó _____

MIÉRCOLES

Desayuno _____

Merienda _____

Almuerzo _____

Merienda _____

Cena _____

Ejercicio del día _____

¿Cocinaste o compraste la comida? _____

¿Cómo te sentiste? _____

Lo que te costó más _____

Lo que más te gustó _____

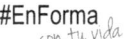

JUEVES

Desayuno _____

Merienda _____

Almuerzo _____

Merienda _____

Cena _____

Ejercicio del día _____

¿Cocinaste o compraste la comida? _____

¿Cómo te sentiste? _____

Lo que te costó más _____

Lo que más te gustó _____

VIERNES

Desayuno _____

Merienda _____

Almuerzo _____

Merienda _____

Cena _____

Ejercicio del día _____

¿Cocinaste o compraste la comida? _____

¿Cómo te sentiste? _____

Lo que te costó más _____

Lo que más te gustó _____

#EnForma
con tu vida

SÁBADO

Desayuno _____

Merienda _____

Almuerzo _____

Merienda _____

Cena _____

Ejercicio del día _____

¿Cocinaste o compraste la comida? _____

¿Cómo te sentiste? _____

Lo que te costó más _____

Lo que más te gustó _____

VIERNES

Desayuno _____

Merienda _____

Almuerzo _____

Merienda _____

Cena _____

Ejercicio del día _____

¿Cocinaste o compraste la comida? _____

¿Cómo te sentiste? _____

Lo que te costó más _____

Lo que más te gustó _____

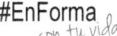

Semana 5

Peso inicial _____ Peso final _____

Alguna situación que te haya sacado de tu plan:

_____

_____

Algo que aprendiste de ti:

_____

_____

Algo que aprendiste para apoyar tu plan:

_____

_____

LUNES

Desayuno _____

Merienda _____

Almuerzo _____

Merienda _____

Cena _____

Ejercicio del día _____

¿Cocinaste o compraste la comida? _____

¿Cómo te sentiste? _____

Lo que te costó más _____

Lo que más te gustó _____

MARTES

Desayuno _____

Merienda _____

Almuerzo _____

Merienda _____

Cena _____

Ejercicio del día _____

¿Cocinaste o compraste la comida? _____

¿Cómo te sentiste? _____

Lo que te costó más _____

Lo que más te gustó _____

MIÉRCOLES

Desayuno _____

Merienda _____

Almuerzo _____

Merienda _____

Cena _____

Ejercicio del día _____

¿Cocinaste o compraste la comida? _____

¿Cómo te sentiste? _____

Lo que te costó más _____

Lo que más te gustó _____

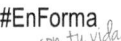

JUEVES

Desayuno _____

Merienda _____

Almuerzo _____

Merienda _____

Cena _____

Ejercicio del día _____

¿Cocinaste o compraste la comida? _____

¿Cómo te sentiste? _____

Lo que te costó más _____

Lo que más te gustó _____

VIERNES

Desayuno _____

Merienda _____

Almuerzo _____

Merienda _____

Cena _____

Ejercicio del día _____

¿Cocinaste o compraste la comida? _____

¿Cómo te sentiste? _____

Lo que te costó más _____

Lo que más te gustó _____

#EnForma
con tu vida

SÁBADO

Desayuno _____

Merienda _____

Almuerzo _____

Merienda _____

Cena _____

Ejercicio del día _____

¿Cocinaste o compraste la comida? _____

¿Cómo te sentiste? _____

Lo que te costó más _____

Lo que más te gustó _____

VIERNES

Desayuno _____

Merienda _____

Almuerzo _____

Merienda _____

Cena _____

Ejercicio del día _____

¿Cocinaste o compraste la comida? _____

¿Cómo te sentiste? _____

Lo que te costó más _____

Lo que más te gustó _____

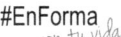

Semana 6

Peso inicial _____ Peso final _____
Alguna situación que te haya sacado de tu plan:

_____

_____

Algo que aprendiste de ti:

_____

_____

Algo que aprendiste para apoyar tu plan:

_____

_____

LUNES

Desayuno _____

Merienda _____

Almuerzo _____

Merienda _____

Cena _____

Ejercicio del día _____

¿Cocinaste o compraste la comida? _____

¿Cómo te sentiste? _____

Lo que te costó más _____

Lo que más te gustó _____

MARTES

Desayuno _____

Merienda _____

Almuerzo _____

Merienda _____

Cena _____

Ejercicio del día _____

¿Cocinaste o compraste la comida? _____

¿Cómo te sentiste? _____

Lo que te costó más _____

Lo que más te gustó _____

MIÉRCOLES

Desayuno _____

Merienda _____

Almuerzo _____

Merienda _____

Cena _____

Ejercicio del día _____

¿Cocinaste o compraste la comida? _____

¿Cómo te sentiste? _____

Lo que te costó más _____

Lo que más te gustó _____

 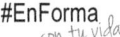

JUEVES

Desayuno ⎽⎽⎽⎽⎽⎽⎽⎽⎽⎽⎽⎽⎽⎽⎽⎽⎽⎽⎽⎽⎽⎽⎽⎽⎽⎽⎽

Merienda ⎽⎽⎽⎽⎽⎽⎽⎽⎽⎽⎽⎽⎽⎽⎽⎽⎽⎽⎽⎽⎽⎽⎽⎽⎽⎽

Almuerzo ⎽⎽⎽⎽⎽⎽⎽⎽⎽⎽⎽⎽⎽⎽⎽⎽⎽⎽⎽⎽⎽⎽⎽⎽⎽⎽

Merienda ⎽⎽⎽⎽⎽⎽⎽⎽⎽⎽⎽⎽⎽⎽⎽⎽⎽⎽⎽⎽⎽⎽⎽⎽⎽⎽

Cena ⎽⎽⎽⎽⎽⎽⎽⎽⎽⎽⎽⎽⎽⎽⎽⎽⎽⎽⎽⎽⎽⎽⎽⎽⎽⎽⎽⎽

Ejercicio del día ⎽⎽⎽⎽⎽⎽⎽⎽⎽⎽⎽⎽⎽⎽⎽⎽⎽⎽⎽⎽

¿Cocinaste o compraste la comida? ⎽⎽⎽⎽⎽⎽⎽⎽

¿Cómo te sentiste? ⎽⎽⎽⎽⎽⎽⎽⎽⎽⎽⎽⎽⎽⎽⎽⎽⎽⎽

Lo que te costó más ⎽⎽⎽⎽⎽⎽⎽⎽⎽⎽⎽⎽⎽⎽⎽⎽⎽

Lo que más te gustó ⎽⎽⎽⎽⎽⎽⎽⎽⎽⎽⎽⎽⎽⎽⎽⎽⎽

VIERNES

Desayuno ⎽⎽⎽⎽⎽⎽⎽⎽⎽⎽⎽⎽⎽⎽⎽⎽⎽⎽⎽⎽⎽⎽⎽⎽⎽⎽⎽

Merienda ⎽⎽⎽⎽⎽⎽⎽⎽⎽⎽⎽⎽⎽⎽⎽⎽⎽⎽⎽⎽⎽⎽⎽⎽⎽⎽

Almuerzo ⎽⎽⎽⎽⎽⎽⎽⎽⎽⎽⎽⎽⎽⎽⎽⎽⎽⎽⎽⎽⎽⎽⎽⎽⎽⎽

Merienda ⎽⎽⎽⎽⎽⎽⎽⎽⎽⎽⎽⎽⎽⎽⎽⎽⎽⎽⎽⎽⎽⎽⎽⎽⎽⎽

Cena ⎽⎽⎽⎽⎽⎽⎽⎽⎽⎽⎽⎽⎽⎽⎽⎽⎽⎽⎽⎽⎽⎽⎽⎽⎽⎽⎽⎽

Ejercicio del día ⎽⎽⎽⎽⎽⎽⎽⎽⎽⎽⎽⎽⎽⎽⎽⎽⎽⎽⎽⎽

¿Cocinaste o compraste la comida? ⎽⎽⎽⎽⎽⎽⎽⎽

¿Cómo te sentiste? ⎽⎽⎽⎽⎽⎽⎽⎽⎽⎽⎽⎽⎽⎽⎽⎽⎽⎽

Lo que te costó más ⎽⎽⎽⎽⎽⎽⎽⎽⎽⎽⎽⎽⎽⎽⎽⎽⎽

Lo que más te gustó ⎽⎽⎽⎽⎽⎽⎽⎽⎽⎽⎽⎽⎽⎽⎽⎽⎽

#EnForma con tu vida

SÁBADO

Desayuno _____

Merienda _____

Almuerzo _____

Merienda _____

Cena _____

Ejercicio del día _____

¿Cocinaste o compraste la comida? _____

¿Cómo te sentiste? _____

Lo que te costó más _____

Lo que más te gustó _____

VIERNES

Desayuno _____

Merienda _____

Almuerzo _____

Merienda _____

Cena _____

Ejercicio del día _____

¿Cocinaste o compraste la comida? _____

¿Cómo te sentiste? _____

Lo que te costó más _____

Lo que más te gustó _____

 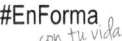

Semana 7

Peso inicial _____ Peso final _____
Alguna situación que te haya sacado de tu plan:

_____

_____

Algo que aprendiste de ti:

_____

_____

Algo que aprendiste para apoyar tu plan:

_____

_____

LUNES

Desayuno _____

Merienda _____

Almuerzo _____

Merienda _____

Cena _____

Ejercicio del día _____

¿Cocinaste o compraste la comida? _____

¿Cómo te sentiste? _____

Lo que te costó más _____

Lo que más te gustó _____

#EnForma
con tu vida

MARTES

Desayuno _____

Merienda _____

Almuerzo _____

Merienda _____

Cena _____

Ejercicio del día _____

¿Cocinaste o compraste la comida? _____

¿Cómo te sentiste? _____

Lo que te costó más _____

Lo que más te gustó _____

MIÉRCOLES

Desayuno _____

Merienda _____

Almuerzo _____

Merienda _____

Cena _____

Ejercicio del día _____

¿Cocinaste o compraste la comida? _____

¿Cómo te sentiste? _____

Lo que te costó más _____

Lo que más te gustó _____

 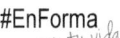

JUEVES

Desayuno _____

Merienda _____

Almuerzo _____

Merienda _____

Cena _____

Ejercicio del día _____

¿Cocinaste o compraste la comida? _____

¿Cómo te sentiste? _____

Lo que te costó más _____

Lo que más te gustó _____

VIERNES

Desayuno _____

Merienda _____

Almuerzo _____

Merienda _____

Cena _____

Ejercicio del día _____

¿Cocinaste o compraste la comida? _____

¿Cómo te sentiste? _____

Lo que te costó más _____

Lo que más te gustó _____

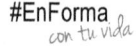

SÁBADO

Desayuno _____

Merienda _____

Almuerzo _____

Merienda _____

Cena _____

Ejercicio del día _____

¿Cocinaste o compraste la comida? _____

¿Cómo te sentiste? _____

Lo que te costó más _____

Lo que más te gustó _____

VIERNES

Desayuno _____

Merienda _____

Almuerzo _____

Merienda _____

Cena _____

Ejercicio del día _____

¿Cocinaste o compraste la comida? _____

¿Cómo te sentiste? _____

Lo que te costó más _____

Lo que más te gustó _____

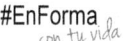

Semana 8

Peso inicial _____ Peso final _____

Alguna situación que te haya sacado de tu plan:

_____

_____

Algo que aprendiste de ti:

_____

_____

Algo que aprendiste para apoyar tu plan:

_____

_____

LUNES

Desayuno _____

Merienda _____

Almuerzo _____

Merienda _____

Cena _____

Ejercicio del día _____

¿Cocinaste o compraste la comida? _____

¿Cómo te sentiste? _____

Lo que te costó más _____

Lo que más te gustó _____

#EnForma
con tu vida

MARTES

Desayuno _____

Merienda _____

Almuerzo _____

Merienda _____

Cena _____

Ejercicio del día _____

¿Cocinaste o compraste la comida? _____

¿Cómo te sentiste? _____

Lo que te costó más _____

Lo que más te gustó _____

MIÉRCOLES

Desayuno _____

Merienda _____

Almuerzo _____

Merienda _____

Cena _____

Ejercicio del día _____

¿Cocinaste o compraste la comida? _____

¿Cómo te sentiste? _____

Lo que te costó más _____

Lo que más te gustó _____

 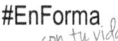

JUEVES

Desayuno _____

Merienda _____

Almuerzo _____

Merienda _____

Cena _____

Ejercicio del día _____

¿Cocinaste o compraste la comida? _____

¿Cómo te sentiste? _____

Lo que te costó más _____

Lo que más te gustó _____

VIERNES

Desayuno _____

Merienda _____

Almuerzo _____

Merienda _____

Cena _____

Ejercicio del día _____

¿Cocinaste o compraste la comida? _____

¿Cómo te sentiste? _____

Lo que te costó más _____

Lo que más te gustó _____

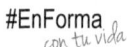

SÁBADO

Desayuno _____

Merienda _____

Almuerzo _____

Merienda _____

Cena _____

Ejercicio del día _____

¿Cocinaste o compraste la comida? _____

¿Cómo te sentiste? _____

Lo que te costó más _____

Lo que más te gustó _____

VIERNES

Desayuno _____

Merienda _____

Almuerzo _____

Merienda _____

Cena _____

Ejercicio del día _____

¿Cocinaste o compraste la comida? _____

¿Cómo te sentiste? _____

Lo que te costó más _____

Lo que más te gustó _____

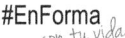

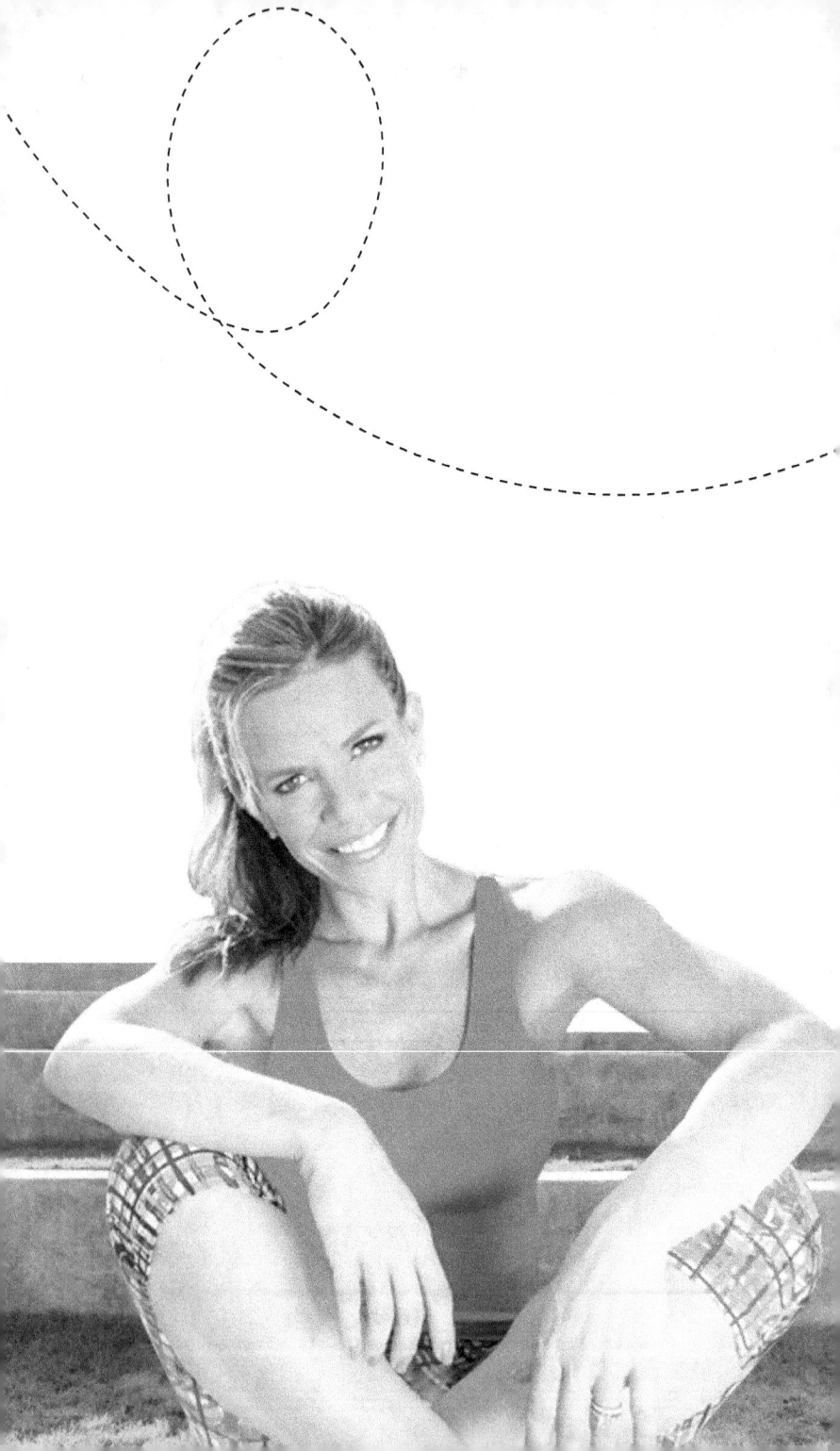

¡Únete a Nuestra

Comunidad de Amor y Fitness!

Lleva tu propio diario, con notas, fotos y

sobre todo, compártelas con nosotros y

sé parte de este movimiento.

Adriana Martin

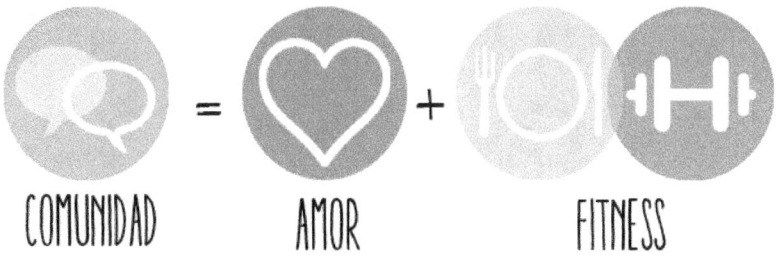

COMUNIDAD = AMOR + FITNESS

www.AdrianaMartin.com
eMail: adriana@adrianamatin.com
Teléfono: +1(954) 292-4105
Instagram:@AdrianaMartinFit
Facebook: www.facebook.com/AdrianaMartinFit
Twitter: @AdrianaMartin_

www.ingramcontent.com/pod-product-compliance
Lightning Source LLC
Chambersburg PA
CBHW062204280526
45788CB00001B/442